반신욕 효과 2배

한약재
반신욕
30분

오 렌 지 북 스 27

반신욕 효과 2배

한약재
반신욕
30분

한의학박사 **김이현** 지음

건강다이제스트 社

몸과 마음을 정화하는 웰빙
한약재 반신욕 하세요!

너는 흙에서 나왔으니, 흙으로 돌아갈 것이다.
그때까지 너는 얼굴에 땀을 흘려야 낟알을 먹을 수 있을 것이다.

　　필자는 하루 중에 뜨거운 물로 목욕하는 그 시간을 소중히 생각하며 행복하게 여깁니다. 목욕은 육체를 깨끗하게 해주고 정신도 맑게 해줍니다. 온기 있는 따뜻한 물을 사용할 수 있는 것에 감사하며 심신의 피로를 풀어주어 건강을 얻을 수 있는 것이 진정 축복이 아닌가 생각해 봅니다.

　　주변에서 흔히 그리고 손쉽게 누릴 수 있는 데도 이런 저런 기쁨을 누리지 못하고 사는 사람이 상당히 많습니다. 최근 웰빙 바람이 불면서 저마다 잘 먹고 잘 사는 일에 대해서 말하고 행동합니다. 웰빙의 사전적 의미는 행복과 안녕, 즉 잘 먹고 잘 사는 일이라고 하지요. 그리고 현대인의 바쁜 일상과 급히 먹는 인스턴트 식품에서 벗어나 건강한 육체와 정신을 추구하는 라이프 스타일이나 문화코드로도 새롭게 인식되고 있습니다. 스스로 자신의 건강문화를 만들어내려고 노력하는 사람은 어느 정도 웰빙족에 가깝다고 할 수 있지요.

　　보통 '웰빙' 하면 돈 있는 사람만이 하는 줄 아는데 사실 그렇지 않습니다. 주변을 살펴보면 건강을 위해서 등산을 가거나, 저녁에 학교운동장을 산책하거나, 주말에 가족들과 같이 찜질방에 가서 대화하고 정을 나누는 분들을 많이 봅니다. 이런 사람들은 고기 대신 친환경적인 유기농산물을 먹고, 화학조미료와 탄산음료를 꺼리죠. 비싼 레스토랑의 식사 대신 가정에서 만든 음식을 선호합니다.

그러나 필자가 생각하는 진정한 웰빙은 마음에 달려 있습니다. 가령 직장인이 자기의 상사나 업무로 인해 스트레스를 받을 때가 있습니다. 그 사람이 웰빙에 의존한다고 해서 유기농산물 음식만 먹는다고 자신의 문제가 해결될까요?

이 문제의 해결 방법은 마음의 안정을 찾는 것이 중요합니다. 현재 자신이 처해 있는 환경에 따라 필요항목을 추가해서 맞춤형 건강을 추구하는 게 바람직하지요. 여기에 또 하나 추가해야 할 것이 있습니다. 웰쉐어링(well-sharing)입니다. 즉 나눔이 있을 때 진정한 웰빙이 될 수 있습니다. 산해진미를 차려놓고 혼자 먹는 것보다 소박한 밥상이라도 이웃들과 나누는 것이 진정한 행복이요, 기쁨입니다. 이렇게 나누어 먹고, 나누어 가질 때 마음이 편안해지고 사랑이 생기고 건강해지는 것이지요.

필자의 경우를 잠깐 얘기해 볼까요. 하루에 한 번 반신욕을 합니다. 시간은 아침에 주로 하지만 꼭 정하지는 않습니다. 약 15~30분 정도가 적당하고 반신욕을 하고 나면 기분이 너무 좋습니다. 시간을 내어서 운동을 해주면 좋겠지만 바쁘다는 핑계로 운동은 못하고 있습니다. 사실 운동을 썩 좋아하지 않는다는 말이 맞겠지요. 필자와 같이 운동할 시간이 없거나 운동을 그다지 좋아하지 않는 사람에게는 한약재 반신욕을 권해봅니다.

한약재 반신욕은 운동하는 것과 비슷한 효과가 있습니다. 20분 후에 끈적끈적한 땀이 얼굴과 손과 온몸에서 비오듯 쏟아집니다. 이런 땀은 체내에 쌓여 있는 나쁜 노폐물이 나오는 것이며 몸 밖으로 빠져나가면 느낌 또한 산뜻하고 개운합니다.

한의학에서는 두한족열(頭寒足熱)이라고 하여 머리는 차게, 발은 따뜻하게 유지하는 것이 건강에 좋은 비결이라고 설명하고 있습니다. 현대인 중에 특히 여성 중에는 수족냉증과 하복부 냉증을 호소하는 이들이 많습니다. 모든 병은 냉기에서 출발하지요. 하복부의 냉증은 자궁이 차다는 말과 통하고 불임과 생리통, 생리불순, 각종 자궁병이 발생하는 근원이 됩니다. 몸이 냉해지면 혈액순환 장해를 가져옵니다. 몸 속에 냉기가 있으면 혈관이 수축되고 순환부전이 일어나서 불필요한 유해물질을 배출하지 못하는 현상이 생겨나고 세포기능은 떨어져서 몸에 이상 현상이 생깁니다. 그로 인해 심장, 간장, 위장, 자궁 등 여러 곳의 활동이 나빠지는 경우가 생기며 면역력이 떨어져서 세균이나 바이러스 등의 병원균에 오염되기도 하여 종양이 생길 수 있습니다.

사람은 저마다 성격과 체질이 다르며 직업이나 환경의 차이로 인해 생기는 병도 천차만별입니다. 죽은 사람의 몸은 차갑습니다. 몸에 원기가 없거나 허약한 사람들의 손을 만져 보십시오. 모두 다 차갑습니다. 생명이 있는 사람의 몸이 차가우면 병이 생깁니다. 건강하게 유지하는 방법은 체내의 냉기를 해소해서 냉기 없는 상태로 만드는 것입니다. 이것이 반신욕을 하는 목적입니다.

반신욕을 할 때 물은 명치끝에서 배꼽 사이까지 담그는 것이 좋습니다. 여기에 한약재를 증상에 맞추어 반신 욕조에 넣는 것이 한약재 반신욕입니다. 한약재 반신욕은 인체의 피부에 한약재를 침투시켜 건강을 회복하고 질병을 치료할 수 있는 좋은 수단이 됩니다.

우리 몸이 병들었을 때 치료할 수 있는 방법은 다양합니다. 내복약을 먹거나, 침을 맞는 방법과 같은 적극적인 수단이 있고, 반신욕을 하는 것과 같이 간접적인 방법도 있습니다.

한약재 반신욕의 효과는 시급히 치료되는 방법이라기보다는 은근하고도 서서히 노폐물을 없애고 점차로 건강을 회복시키는데 그 중요성이 있다고 하겠습니다.

그래서 한약재 반신욕은 웰빙의 좋은 수단이 될 수 있습니다. 이러한 방법을 원하시는 분들에게는 이 책을 적극 권해 봅니다.

필자의 취미에 대한 얘기를 계속 하겠습니다. 또 한 가지 취미는 산행입니다. 주말에 친구들과 같이 산에 올라가 약초와 산나물을 캐는 것이지요. 더덕과 취나물, 도라지, 천마, 곰취 나물, 두릅, 돌미나리 등 각종 산 약초를 따러 이곳 저곳을 다니다보면 온 몸에서 땀이 납니다. 잠깐의 휴식시간을 이용해서 가지고 간 점심에 방금 딴 약초와 나물을 곁들여 먹으면 그야말로 황홀한 무아지경에 빠집니다. 그 향기와 맛을 어떤 음식과 비교할 수 있을까요?

아무튼 산 속 냇가에서 먹는 점심 한 끼는 정말 기가 막힙니다. 이런 상태를 육체적 건강, 정신적 건강, 경제적 건강을 이룬 완전한 상태라고 하겠지요. 이것이 진정한 기쁨이 아닐까요. 돈은 별로 들지 않습니다.

웰빙의 주체는 사람이 되어야 합니다. 사람은 영적인 존재입니다. 인간은 영혼 육으로 구성되어 있지요. 몸이 아무리 편하고, 돈은 너무 많고, 권력은 하늘을 나는 새가 떨어질 정도로 높아도 마음에 만족이 없으면 인생이 공허하고 삶이 무의미하게 됩니다. 왜냐하면 사람은 영적인 존재이기 때문이죠. 그래서 요한은 이런 말씀을 했습니다.

"사랑하는 자여, 네 영혼이 잘됨같이 네가 범사에 잘되고 강건하기를 바라노라"

육체적으로 잘 먹고 잘 사는 일보다 먼저 선행되는 것이 영혼의 건강함입니다. 이처럼 영적 건강은 우리에게 너무도 중요합니다.

사람이 왜 불안합니까? 나를 주관하거나 보호하는 자가 과연 있는지 의심이 들거나 어디에 있는지 모를 때 불안합니다. 인생에 꿈과 희망이 없을 때 불안해지는 것입니다. 성공해 보이는 유명스타가 마약을 하거나, 고위직에 있는 사람이 한강다리에서 뛰어내려 목숨을 끊는 것은 영적인 공허함과 씻을 수 없는 죄의식 때문입니다.

몸을 위한 웰빙이나 음식을 위한 웰빙이 아니라 영혼을 위한 웰빙에도 우리의 시간을 투자해 보십시오. 그럼 건강해집니다.

끝으로 이 책이 나오기까지 도와주신 건강다이제스트 김용익 사장님과 편집팀, 그리고 김상수 과장과 친구 진복권에게도 진심으로 감사하다는 말씀을 이 자리를 빌어 전해드립니다.

서초동에서 **김 이 현**

contents

내 몸이 좋아하는
한약재 반신욕의 신비

제1장

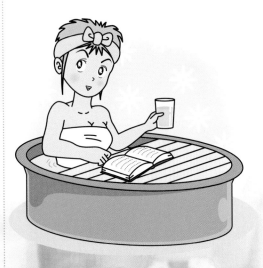

제대로 알고 골라 쓰세요!

한약재 반신욕에 쓰면 좋은
베스트 한약재 60가지

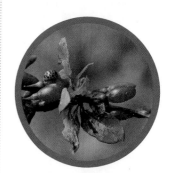

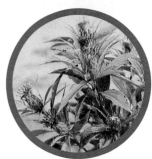

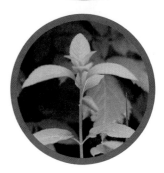

contents

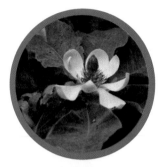

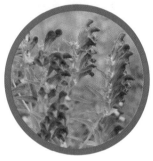

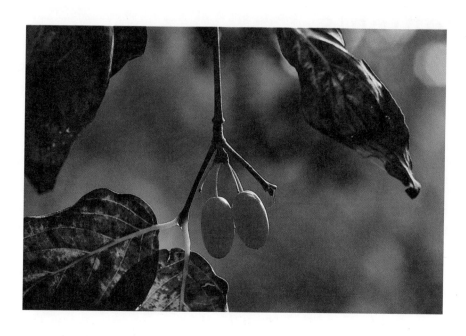

contents

내 몸의 질병 고치는
한약재 반신욕의 '힘'

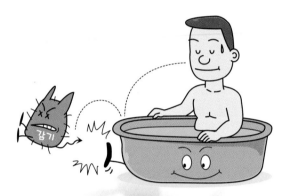

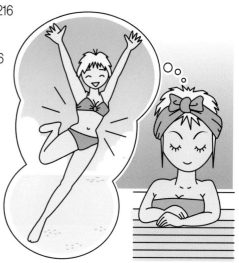

내 몸이 좋아하는
한약재 반신욕의 신비

한방 약재 반신욕은

약재의 효능과

반신욕의 효능을

접목시켜 건강뿐 아니라

각종 질병 치료의

효능까지 얻을 수 있다.

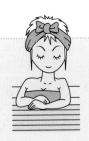

반신욕이 왜 인기인가?

　반신욕의 열풍이 거세다. 반신욕에 대한 효과가 알려지기 시작하면서 반신욕 동호회 회원수가 기하급수적으로 늘어나고 있고, 욕조기의 판매 대수에 영향을 미칠 만큼 보통의 평범한 사람들까지도 반신욕의 열풍에 동참하고 있다. 그 이유는 뭘까?

　물론 한 마디로 정의하기는 힘들 것이다. 그러나 한 가지 분명한 것은 반신욕이 분명 현대인의 건강에 유익한 효능이 있다는 것이다.

　반신욕을 하는 방법은 간단하다. 체온보다 약간 높은 38~40℃의 따뜻한 물속에 명치 아랫 부분의 하체만 물에 담그고 앉아서 하는 목욕법이라고 할 수 있다. 이렇게 하면 체온의 균형을 바로잡아 주어 인체 건강에 유익한 효능을 나타낸다는 것이다.

　그 이론적 배경은 '두한족열' 이라고 하여 머리는 차게, 발은 따뜻하게 하는 것이 건강에 좋다는 학설을 주요 모티브로 하고 있다.

옛 한의서인 〈동의보감〉에 의하면 머리는 차갑게 하고 발은 따뜻하게 하는 두한족열(頭寒足熱)이 인체의 조화로운 상태라고 했다.

그런데 문제는 현대인의 대부분이 심장이 있는 상체와 하체의 온도 차가 5~6도가 될 정도로 심한 반대현상을 보인다는 데 있다. 상반신에 열이 많고 하반신에 한(寒)이 많다는 말이다.

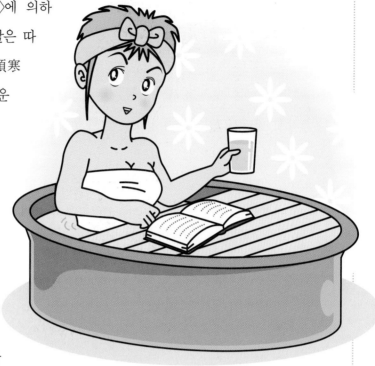

이렇게 되면 인체의 정상적인 기의 흐름이 장애를 받게 되고 이는 결국 만병의 근원이 된다.

반신욕은 이러한 현상을 개선시킬 수 있는 효과가 있다. 하체만 따뜻하게 데워줌으로써 전신의 온도 균형을 맞추고 혈액순환을 원활히 하는 효과를 나타내는 자연요법이기 때문이다.

따라서 평소 손발이 차거나 배가 냉한 사람, 운동을 하지 않아 몸이 무겁고 나른한 사람에게 탁월한 효과를 발휘한다.

특히 반신욕을 행하면 땀을 통해 몸 속에 쌓여있던 노폐물이 빠져나가 전반적으로 몸 상태를 향상시킨다. 피로도 말끔히 풀리고 스트레스도 해소돼 그야말로 상쾌한 몸과 마음의 상태로 만들어준다.

반신욕은 특히 혈압이 높은 사람에게도 권장되는 목욕법이다. 일반적으로 혈압이 높을 경우 뜨거운 목욕을 하면 혈관을 심하게 수축하여 혈압이 더욱더 올라가게 하는 것으로 알려져 있다. 따라서 고혈압 환자에게 있어 목욕은 독처럼 여겨진다. 그러나 반신욕은 다르다. 38~40℃의 물에 명치 아랫부분인 하반신만 담그면 수축된 혈관이 열리면서 피가 부드럽게 흐르게 돼 오히려 혈압이 내려가게 되기 때문이다.

이런 장점으로 인해 반신욕은 현대인들로부터 각광받는 문화코드로 급부상 중이다.

반신욕을 하는 올바른 요령

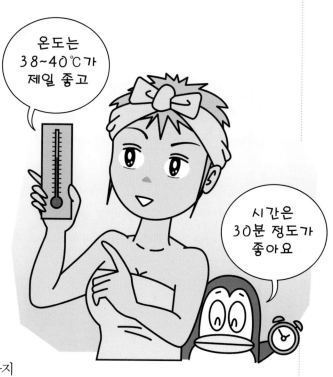

반신욕과 같은 건강 목욕법은 이미 우리 선조들이 즐겼던 생활 속의 건강 실천법이었다. 조선 숙종의 경우 반신욕과 족욕을 즐겨 한 것으로 유명하다.

실제로 20~30분간 반신욕과 족욕을 하면 몸이 훈훈해지고 혈관이 넓어져 혈액순환이 잘 된다. 매일 또는 주 2~3회씩 꾸준히 하면 숙면을 돕고 쾌변을 유도하며 각종 질환을 예방할 수도 있다.

그러나 무턱대고 탕 속에 들어가지

온도는 38~40℃가 제일 좋고

시간은 30분 정도가 좋아요

말고 제대로 알고 반신욕을 즐겨야 한다.

반드시 알고 있어야 할 올바른 반신욕 요령을 소개하면 다음과 같다.

▶물의 온도는 체온보다 조금 높은 38~40℃가 적당하다.

▶욕조에 들어가기 전에는 먼저 발에 물을 끼얹고 들어가는 것이 좋다.

▶물이 배꼽에서 명치 사이에 오도록 몸을 담근다.

▶어깨와 팔은 물속에 담그지 않는다.

▶추우면 가끔씩 몸에 물을 적셔준다.

▶반신욕 시간은 20~30분 정도가 적당하다. 건강할수록 짧은 시간에 땀이 난다.

▶식후 1시간 이내나 격한 운동 30분 이내는 피한다. 자기 1시간 전에 하면 좋다.

▶땀이 많은 체질이거나 허약한 사람들은 다량의 땀을 쏟는 것을 피한다.

▶집 욕조에서 할 경우는 온수가 조금씩 나오게 해 적정온도를 유지해야 한다.

▶반신욕 후에는 온수로 샤워하고 미지근한 물로 수분을 보충한다.

▶반신욕을 끝낸 후에는 물기를 제거하고 양말을 신어 상반신보다 하반신 보온에 신경을 써야 한다.

반신욕의 효과 2배!
한약재 반신욕을 하자

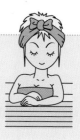

이왕 할 반신욕이라면 보다 효과적인 방법으로 하는 것은 또 어떨까?

이른바 한방 약재 반신욕이 그것이다. 약재의 효능과 반신욕의 효능을 접목시킨 일명 한약재 반신욕은 건강뿐 아니라 각종 질병 치료의 효능까지 얻을 수 있어 반신욕의 효과를 2배로 배가시킬 수 있는 방법이기 때문이다.

하는 요령은 간단하다. 달여 만든 약재액 500～1000ml를 목욕물에 섞어서 반신욕을 하면 된다.

이러한 한약재 반신욕이 일반 목욕요법과 다른 점은 기본적인 반신욕의 효과에 약재의 효능이 추가된다는 점일 것이다.

즉 목욕물의 온열의 힘과 한약재 자체의 약효를 빌려서 온몸의 순환기능을 소통시키고 모공이 열리게 하면서 땀을 내고 열이 물러가게 한다.

또 풍과 습을 몰아내고 경맥을 따뜻하게 하여 한기를 흐트러뜨린다. 그 뿐만이 아니다. 경락을 소통하고 기혈의 흐름을 조화롭게 하며 부어오른 것을 가라앉히고 통증은 서서히 멎게 하는 효과도 있다. 특히 어혈을 제거하여 세포의 재생을 촉진하는 작용을 하기도 한다.

이러한 작용으로 인하여 한약재 반신욕을 행하면 가벼운 감기부터 각종 여성질환, 피부질환, 류마티스성 관절염, 허리와 다리관절의 통증, 기침 천식은 물론 치질이나 부스럼, 습진 등 다양한 질병 치료 효과를 기대할 수 있다.

그러나 한약재 반신욕을 행할 때는 반드시 약재 처방의 원칙을 지켜야 하고 병증과 병세를 변별하여 적절한 처방약을 선택해야 한다.

선택한 약재를 물로 달인 뒤 약재액을 따뜻한 목욕물에 섞고 뜨거울 때 반신욕을 행하면 된다.

아니면 약재를 면보자기에 넣어 뜨거운 물에 담가놓고 반신욕을 시행해도 된다. 일반적으로 매일 1회를 시행하되 한 번 행할 때 소요되는 시간은 20~30분 정도가 적당하다.

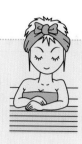

한약재 반신욕의
놀라운 효과 7가지

　반신욕의 효과를 더한층 업그레이드 시킨 한약재 반신욕을 하면 좋은 점은 한두 가지가 아니다.

　즉 한약재의 유효한 성분이 병을 일으키는 물질을 직접적으로 억제하고 없애며, 약액이 병을 일으키는 물질을 씻어낸 뒤 그 유효성분은 곧 인체 속으로 흡수되어 놀라운 작용을 일으키게 되기 때문이다.

　약재의 유효성분이 인체 속으로 흡수되는 경로를 살펴보면 다음의 세 가지로 나눌 수가 있다.

　첫째, 약물의 유효성분이 피부를 통해 흡수된다.

　피부는 약물에 대하여 일정한 흡수능력이 있다. 특히 반신욕을 할 때는 모공이 전부 열려지게 되므로 약재의 유효성분은 더욱 쉽게 열린 모공을 통하여 체내에 흡수될 수 있다는 이점이 있다.

　둘째, 약물의 유효성분이 점막에 의해 흡수된다.

한약재로 반신욕을 하면 성기나 항문을 통해 약재의 유효성분이 점막을 통하여 인체 내에 들어가게 된다.

셋째 약물의 유효성분이 폐에 의해 체내로 흡입된다.

많은 한약재에는 휘발성의 유효물질이 함유돼 있다. 또 한약재 반신욕에 응용되는 처방은 대부분 구석구석 파고드는 성질을 가진 향기나는 한약재가 대부분을 이룬다. 따라서 그 유효성분이 폐의 호흡에 따라 체내에 들어가게 되는 것이다.

이상의 방법으로 약재의 유효성분이 인체 속으로 들어가게 되면 곧 반신욕의 효과와 약재의 약리작용이 결합돼 질병도 고치고 인체의 면역력도 건강하게 유지되며, 활력 증강, 노화 방지 등 이루다 헤아릴 수 없이 많은 작용을 발휘하게 되는 것이다.

왜냐하면 한약재 반신욕의 가장 큰 효과는 인체 오장육부의 기능을 적절히 조절할 수 있기 때문이다. 한약재 반신욕의 놀라운 효과 7가지를 요약해보면 다음과 같다.

한약재 반신욕의 놀라운 효과 ①
오장육부를 자양하고 윤택하게 한다 •

무릇 오장육부를 자양하고 윤택하게 하는 효능이 있는 한약재라면 모두 한약재 반신욕을 하거나 환부를 씻는 것만으로도 오장육부를 자양하고 윤택하게 할 수 있는 약효가 있다. 즉 약재의 유효성분이 피부 점막을 통해 흡수되기 때문이다.

중국 고전인 〈금궤요략〉에서는 백합 세욕방이라고 하여 한약재 백합을 이용하여 목욕을 하거나 씻으면 폐를 윤택하게 하고 심장의 열을 내리는 작용을 한다고 기록돼 있다.

한약재 반신욕의 놀라운 효과 ②
인체의 기혈을 소통한다 ●————

인체내 기혈순환은 원활히 이루어져야 몸이 건강해진다. 각종 질병에 걸리면 대부분 기혈이 막히게 된다. 특히 타박상 등의 손상을 입는다면 우리 몸의 기는 적체되고 피는 어혈이 되는 것이 가장 일반적인 현상이다.

따라서 이럴 경우는 기를 원활히 운행시키고 혈액순환을 촉진하여 몽우리를 흐트리며 어혈을 없애는 한약재를 처방하여 반신욕을 시행하면 된다. 이렇게 하면 기혈을 소통하고 뭉쳐진 것을 풀어주면서 부어오른 것을 가라앉히는 효과가 있다.

한약재 반신욕의 놀라운 효과 ③
음을 자양하고 혈을 보양한다 ●————

한의학에서 말하는 음혈(陰血)은 피부를 윤택하게 하는 기능이 있다. 따라서 만약 음혈이 허약 해지거나 손상으로 부족하게 되면 항상 피부가 건조하고 비듬이 많아지는 등 각종 피부 트러블을 유발할 수 있다.

그러므로 피부 미용에 좋은 처방에 피를 생성하고 우리 몸의 음을 자양하는 약재를 첨가하면 피부를 윤택하게 하면서 피부 트러블도 예방하는 효과를 기대할 수 있다. 이러한 약효를 지닌 한약재로는 당귀, 백작약, 아교 등이 있다.

한약재 반신욕의 놀라운 효과 ④
경맥을 따뜻하게 하여 한기를 몰아낸다 ●————

몸의 냉기에 의한 나쁜 기운인 사기가 몸에 들어와 있거나 혈맥 속에 응체돼 있을 때는 반드시 경맥을 따뜻하게 하고 냉기와 사기를 몰아내는 방법을 써야 한다. 이를 방치하면 각종 질병을 유발하는 주범이 되기 때문이다.

이때 한약재 반신욕을 행하면 몸의 냉기에 의한 사기를 몰아낼 수 있고 경맥을 따뜻하게 소통시키는 작용을 이루게 된다.

한약재 반신욕의 놀라운 효과 ⑤
체표의 나쁜 기운을 몰아낸다 •

우리 몸은 항상 외부로부터 침입해 들어온 한(寒)과 습(濕)의 나쁜 기운으로부터 공격을 당하고 있다. 이러한 나쁜 기운이 우리 몸에 침입하게 되면 몸에 열이 나고 오한이 든다. 또 전신이 아프면서 맥박이 들떠 있는 상황을 초래하기도 한다.

이럴 경우는 그 성질이 맵고 덥거나, 혹은 맵고 냉하면서 체표의 나쁜 기운을 해소시키는 약재 처방을 구성하여 반신욕을 행하면 좋다. 이렇게 하면 체표의 사기를 흐트러뜨릴 수 있기 때문이다.

〈한의학 치료법 대백과〉에 기록돼 있는 형개나 방기 세척방이 바로 그 대표적인 약재들이다.

한약재 반신욕의 놀라운 효과 ⑥
열을 내리고 해독시킨다 •

어린 아이를 키우다보면 송종 원인모를 열로 응급실을 찾는 경우가 생긴다. 그만큼 어린이에게 있어 열은 위험한 현상이다.

어른들에게도 마찬가지이다. 몸에 열이 난다는 것은 건강의 위험신호일 수 있다.

한약재 반신욕은 우리 몸의 열을 내리고 해독시키는 효능이 큰 자연 건강법 중의
하나이기도 하다.

한약재 반신욕의 놀라운 효과 ⑦
습을 건조시키고 세균을 없앤다

우리 몸에 습기가 많아지면 각종 세균의 번식이 활발해진다. 그 결과 각종 자궁
질환이나 궤양, 부스럼 등이 잘 생기는데 이럴 경우는 습기를 건조시켜 주어야 한
다. 이때 한약재 반신욕을 하면 좋은 효과를 얻을 수 있다.

제1장 내 몸이 좋아하는 반신욕의 신비 27

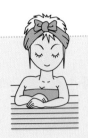

한약재 반신욕이
내 몸에 좋은 이유

　한약재 반신욕을 하면 좋은 이유 중 하나는 물의 압력이 우리 몸에 미치는 '자극'을 들 수 있을 것이다.

　한약재 반신욕을 하면 목욕물이 신체 표면과 온몸에 분포돼 있는 경혈에 온열 또는 냉한 자극, 화학적·물리적 자극 등을 주게 된다.

　이러한 자극은 우리 몸의 경락이나 혈자리 등을 통하여 자극 정보 메시지를 오장육부 또는 병소에 전달하여 조절 또는 치료 효과를 발휘하게 되는 것이다.

　한약재 반신욕의 또 다른 매력은 약재의 치료작용을 얻을 수 있다는 것이다. 약재의 성분이 피부를 통하여 흡수되면 국부 또는 전신의 혈중에 일정한 농도가 생기게 하여 치료작용을 일으키게 된다.

　이때 나타나는 약재의 작용은 다소 포괄적이다. 예를 들어 약재의 성분은 피부 속에 있는 세균이나 병독, 기생충 등을 직접 죽일 수가 있다. 또 약물이 피부 점막을 통해 흡수되면 혈액순환 계통에 들어가서 혈액의 운행을 촉진하는 효과를 나타내기도 한다.

특히 세포의 증식이나 분열, 조직의 재생을 촉진하기 때문에 상처나 부스럼이 빨리 아물게 하는 약효가 있다.

무엇보다 약재 속에는 풍부한 단백질과 아미노산, 비타민이 들어있어 피부 노화를 완화시킬 수 있다는 것도 큰 장점 가운데 하나다.

여기에다 혈액순환을 촉진하는 반신욕의 효과가 접목되면서 이러한 약재의 작용을 크게 증강시킬 수 있다는 것은 한약재 반신욕의 큰 매력 가운데 하나일 것이다.

이러한 한약재 반신욕은 각 질병에 따라 이에 상응하는 약재를 선택하여 처방을 구성하면 각기 다른 치료효과를 나타내게 된다. 한약재 반신욕으로 효과를 볼 수 있는 구체적인 작용을 소개하면 다음과 같다.

한약재 반신욕의 작용 ①
항감염작용을 한다 •

한약재 반신욕으로 피부 감염성 질병을 치료할 수 있다. 즉 각종 종기나 부스럼, 종독 등에는 대부분 열을 내리고 독을 해소하는 청열해독하는 약재에 종기를 가라앉히고 몽우리를 흐트러뜨리는 약재를 선택하여 쓰면 된다.

이러한 약효를 나타내는 대표적인 약재로는 황련, 황백, 황금, 금은화, 연교 등을 들 수 있다.

현대 약리학적 실험에 의하면 이들 약재는 모두 항염증, 항병독의 화학성분이 함유돼 있는 것으로 밝혀져 있다. 따라서 이들 약재는 항감염작용을 하는 대표적인 약재들이다.

특히 사상자나 고삼, 백부자, 무궁화나무 껍질 등의 약재는 피부 진균에 대해서 놀라운 억제 또는 제거작용이 있어 각종 피부질환에 응용하면 좋은 효과를 볼 수 있다.

순환기 계통의 기능을 강화한다

한약재 반신욕의 중요한 기능 중 하나는 바로 경락을 소통하여 기혈의 흐름을 원활하게 하여 준다는 점이다.

특히 이때 혈액순환을 촉진하고 어혈을 제거하는 약재를 쓰면 보다 효과적이다. 이러한 효과를 나타내는 대표적인 약재로는 당귀, 도인, 단삼, 천궁 등이다.

이들 약재는 말초혈관을 확장시킴으로써 혈액순환을 촉진하게 된다. 그 결과 인체 순환계통 기능이 증강돼 혈액 흐름이 원활해지고 어혈을 제거하는 작용을 하게 된다. 특히 경맥 소통과 부종 해소, 통증 완화 등도 기대할 수 있다.

발한·해열작용을 한다

한약재 반신욕에 응용되는 약재 가운데는 그 성질과 맛이 모두 매운 맛을 내는 것이 많다. 현대 약리학적 연구에 의하면 매운 맛을 가진 약재는 대부분 휘발성 정유를 함유하고 있는데 이는 국부에 대해 자극을 주고 흥분시키는 작용을 하며, 발한·해열과 진통·살균 등의 작용이 있는 것으로 밝혀져 있다.

특히 약재의 약리작용과 신경중추를 흥분시키는 약효는 주위 혈관을 확장시키는 역할을 해 각종 질병에 대한 인체의 저항력을 크게 향상시키는 것으로 알려져 있다.

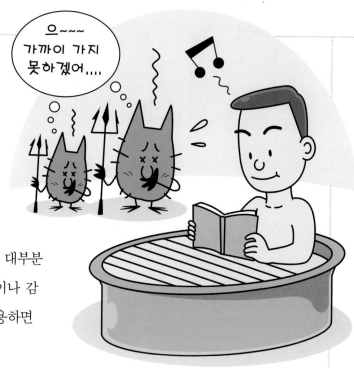

일례로 한약재 마황의 휘
발성 정유는 땀이 나게 하
고 항병독의 작용이 있다.
또 한약재 자소의 휘발성
정유는 발한, 해열, 살균, 건
위작용이 있기도 하다.

그러므로 매운 맛의 약재는 대부분
류마티스 질환의 저리는 통증이나 감
기 몸살 등의 질병 치료에 응용하면
좋다.

이밖에도 일부 약재 중 도화나 국화, 머위꽃 등은 모두 꽃가루를 가지고 있다.
이 꽃가루인 화분에는 풍부한 단백질과 아미노산, 그리고 여러 종류의 비타민이 함
유돼 있어 인체에 있어서는 필수 영양물질이다. 특히 피부 미용에 없어서는 안 되
는 중요한 성분이다.

따라서 꾸준히 이들 약재로 얼굴을 씻는다면 피부가 부드러워지고 윤택해진다.
주름살이 감소하고 기미나 검버섯 등을 없애줘 피부 미인이 될 수 있다.

특히 약재를 활용한 반신욕은 인체의 면역기능을 강화하고 체액을 증강시키며
내분비를 조절하는 작용을 하기도 한다.

그런데 문제는 이러한 한약재 반신욕에 대한 현대 약리학적 연구가 거의 이루어
져 있지 않다는 데 있다.

그것은 앞으로 우리 학계가 풀어나가야 할 또 하나의 과제가 아닐까 싶다.

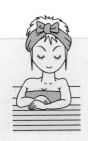

너무도 쉬운 한약재 반신욕
이런 장점 있어요!

한약재 반신욕은 쉽게 말해 한약재를 물로 달여서 그 약즙에 몸을 담그거나 그 약즙으로 피부 또는 환부를 씻는 것까지 포함된다.

이는 약재를 복용하는 것이 아니므로 내복약과는 또 다른 몇 가지의 장점이 있다. 이를 요약하면 다음과 같다.

한약재 반신욕의 장점 ①
약을 복용하지 않으므로 위장을 손상시키지 않는다 ●

위장은 인체의 중간 지점에 있으며, 오장육부의 바다로서 음식 등을 받아들이고 소화시키는 기능이 있다. 따라서 비장과 함께 후천의 근본이며, 기혈을 생성시키는 근원이라고 할 수 있다.

그러므로 위장의 건강상태는 인체의 건강과 질병의 발생, 그리고 진행에 직접적인 영향을 미친다.

한의학에서는 일찍이 위장이 튼튼하면 원기가 생겨나고 건강하게 되지만 만약 그렇지 못하면 병이 생기는 것으로 보고 있다.

이렇듯 위장의 건강상태는 각종 질병의 발생과 진행에 매우 중요한 역할을 한다. 그래서 예로부터 의료인들은 병을 치료하고 예방하는 양생법의 실천 과제 중 하나로 위장을 튼튼하게 하는 데 특별한 관심을 쏟아왔다. 심지어 "위장의 기가 살아 있으면 생명이 있고, 위장의 기가 없으면 죽게 된다."고도 했다.

그런데 문제는 각종 질병을 치료할 목적으로 사용하는 약재 중에는 매우 맵고 열이 거세거나, 매우 쓰고 매우 냉하며 독성이 있는 것도 있다는 데 있다. 어떤 질병은 이러한 약재의 성질을 이용하여 고치기도 한다.

이럴 경우 자칫 잘못하면 위장과 비장을 쉽게 손상시킬 수 있다. 매우 쓰고 매우 냉한 약재는 대부분 위장을 손상시켜 위장의 소화기능을 감퇴시킬 수 있기 때문이다. 또 매우 맵고 열이 많은 약재는 대부분 위장에 열을 발생시켜 비록 배는 고프지만 음식을 먹을 생각이 없게 만든다.

특히 맛이 느끼하고 끈적거리는 성질을 지닌 약재는 비장과 위장을 둔화시키고 정체시켜 소화가 제대로 안 되게 만들어 영양분을 나르는 기능을 잃게 한다.

따라서 의학자들은 약 한 가지를 쓸 때도 위장의 기능을 보호하는 데 심혈을 기울이고 있지만 어쩔 수 없는 손상은 막을 수가 없는 처지이다.

한약재 반신욕은 이러한 결점을 보완할 수가 있는 자연 건강법이다. 한약재 반신욕은 직접 약재를 복용하는 것이 아니기 때문에 위장이 손상을 입을 우려는 거의 없으며, 그러면서도 약재의 효과를 얻을 수 있는 이점이 있다.

효과가 빠르다 ●

만약 병증이 신체 표면에 있을 경우 한약재 반신욕은 아주 신속한 약효를 나타낸다. 약재 달인 물에 몸을 담가 씻으면 약물이 환부에 직접 작용하기 때문이다.

그러므로 약재는 몸속처럼 운송과 대사를 거칠 필요가 없어서 약물이 체내에서 흡수되고 전환되는 복잡한 과정을 줄일 수가 있다. 이것이 바로 약재 복용보다 효과가 더욱 빠르게 이루어지는 근거이다.

이와 동시에 약물이 간장의 해독과정을 거치지 않아도 되므로 약물 속의 일부 유효성분이 파괴되지 않는다는 점도 빼놓을 수 없는 특징 가운데 하나다. 물론 이 또한 치료 효과를 한층 더 높이는 비결로 작용한다.

병균의 침입을 막을 수 있다 ●

한약재 반신욕은 다른 외치법과는 조금 다른 점이 있다. 그것은 바로 한약재 반신욕을 하면 물에 녹아있는 약재 성분이 환부에 직접 작용하게 됨으로써 피부 표면에 정체돼 있는 병독이나 세균, 곰팡이균 등을 씻어낼 수가 있다는 점이다.

이렇게 하면 병을 유발하는 물질이 더 이상 번식하지 못하게 하는 효과가 있다.

이렇듯 한약재 반신욕은 내복약이나 기타 외치법과는 다른 몇 가지 중요한 장점을 가지고 있다. 특히 부작용이 적고 손쉽게 실천할 수 있다는 점도 빼놓을 수 없는 이점 가운데 하나라고 할 수 있다.

한약재 반신욕 할 때 주의할 점 7가지

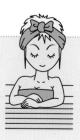

주의할 점 ① ················

식사 전과 식사 후 30분 이내에는 하지 않는 것이 좋다

식사 전에는 위장과 대장이 비어 있어 혈당 수치가 상대적으로 낮고 체력이 떨어져 있는데 이때 따뜻한 물로 반신욕을 하면 대량의 땀이 나오게 되므로 탈수현상을 일으킬 수 있다.

식사 후 곧바로 하는 것도 바람직하지 않다. 식사 후 바로 따뜻한 물의 한약재 반신욕을 한다면 전신의 혈액순환을 가속화 시켜 기타 부위의 혈관이 확장되게 한다. 그 결과 도리어 위장의 혈액이 상대적으로 감소되면서 음식의 소화에 영향을 미쳐 소화불량이나 위장과 대장의 기능에 영향을 미치거나 심지어 속이 메슥거리며 구토 증세를 유발할 수도 있다.

주의할 점 ② ················

한약재 반신욕을 한 뒤에는 갑자기 몸을 일으켜서는 안 된다

한약재 반신욕을 하면 많은 양의 땀이 나게 된다. 그 결과 체력이 떨어지게 된다. 또 피부 혈관이 최대한 확장되어 신체 표면과 기타 장기의 혈액 수용량이 증가됨으로써 머리 부위에 상대적으로 혈액이 결핍하게 된다.

그러므로 한약재 반신욕을 한 뒤에는 갑자기 몸을 일으켜서는 안 된다. 자칫 잘못하면 체위성 저혈압을 일으켜 눈앞이 캄캄해지고 어지러우며 심지어 기절을 할 수도 있기 때문이다.

주의할 점 ③ ·················
잠자기 직전에는 한약재 반신욕을 하지 않는 것이 좋다

뜨거운 한약재 반신욕은 전신의 혈액순환을 촉진하는 효과가 있는데 그 결과 신경을 흥분시키는 작용을 일으키게 된다.

그러므로 잠자기 직전에는 한약재 반신욕을 행하지 않는 것이 좋다.

주의할 점 ④ ·················
한약재 반신욕을 할 때 물의 온도를 너무 높지 않게 한다

한약재 반신욕을 시행할 때 자극작용을 높이기 위하여 물의 온도를 너무 높게 해서는 안 된다. 자칫 잘못하면 피부와 점막에 화상을 입힐 수도 있기 때문이다. 적당한 물의 온도인 38~40℃가 가장 좋다.

주의할 점 ⑤ ·················
한약재 반신욕을 할 때는 실내 온도에 유의해야 한다

한약재 반신욕을 시행할 때는 상체의 보온에 주의해야 하고 또 실내 온도에도 유의해야 한다. 특히 목욕을 끝낸 뒤에는 제일 먼저 양말부터 신은 다음 아래쪽 내의를 입도록 한다. 이때 상반신은 가벼운 셔츠 하나 정도는 입는 것이 좋으며 찬바람을 피하여 감기에 걸리는 것을 예방해야 한다.

주의할 점 ⑥ ·················
한약재 반신욕을 할 때 내복약의 약즙이나 약 찌꺼기를 목욕물에 섞어도 된다

주의할 점 ⑦ ·················
한약재 반신욕에 사용하는 약즙은 변질이 되지 않았다면 다시 가열하여 사용해도 된다

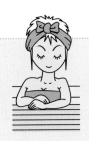

한약재 반신욕의 효과에
영향을 미치는 요소들

한약재 반신욕의 치료 효과는 여러 갈래의 원인에 의해 그 영향을 받게 된다. 그러므로 한약재 목욕의 효과에 영향을 미칠 수 있는 요소들은 반드시 알아둘 필요가 있다. 그래야만이 한약재 반신욕의 놀라운 효과를 배가시킬 수 있을 것이기 때문이다.

① 한약재 선택에 주의한다

약재의 요소가 한약재 반신욕의 치료 효과에 영향을 미치는 것은 세 가지가 있다. 첫째는 한약재의 확실성, 둘째는 한약재의 용량, 그리고 셋째는 한약재의 효능이다.

이 중에서 약재의 확실성이 치료 효과에 미치는 영향은 말할 나위도 없고 약재 용량과 치료 효과 사이에는 양과 효과의 관계가 존재한다.

예를 들어 약재의 사용량이 적으면 그 효과가 더디거나 치료작용이 없고 약재의 양이 너무 많으면 치료효과가 증가되기는커녕 도리어 부작용이 나타날 수도 있다.

그러므로 약재의 사용량은 적절해야 하고 약재의 응용시간도 충분해야 한다.

특히 한약재 반신욕에 응용하는 약재의 응용방법은 복용하는 것과는 다소 다르기 때문에 그 양은 내복용의 양보다는 다소 많아야 한다.

약재의 효능에 대해서는 일반적으로 열성약은 효과가 빠르고 냉한 약은 효과가 더디며, 공격 성질의 약재는 효과가 빠르고 몸을 보하는 작용을 하는 약재의 효과는 더디게 나타나게 된다고 보고 있다.

이는 곧 온열성질의 약재로 구성된 목욕처방은 효과가 빠르게 나타나고 냉하고 찬 성질의 약재로 구성된 목욕처방은 효과가 더디게 나타나게 된다는 것을 의미한다. 이 점은 현대 약리학의 이론과도 매우 유사한 특징이라 할 수 있을 것이다.

② 체질적인 요소도 고려해야 한다

신체적 요소는 체질적인 요소라고도 한다. 체질 요소가 비록 여러 가지 조건의 영향을 받고 있지만 타고난 것, 연령, 성별의 관계와는 매우 밀접한 관계가 있다.

예를 들어 같은 양의 약재일지라도 각기 다른 개체에서 생성되는 혈장농도와 작용 부위의 농도는 서로 다르고 지속하는 시간도 서로 다르다.

그러므로 작용하는 강도 역시 차이가 있다. 따라서 효과가 빨리 나타나는가, 혹은 더디게 나타나는가와 치료 효과의 상태가 좋은가, 혹은 나쁜가에 영향을 미치게 된다.

일반적인 상황 아래서는 어린 아이의 경우 한약재 반신욕의 효과가 빨리 나타나고 노년층의 경우 효과가 더디게 나타나는 경향을 보인다. 이는 어린이와 노인의 각기 다른 생리적인 특징에 의해 결정되는 것이다.

한의학에서는 어린 아이의 경우 오장육부의 기가 맑고 활발하여 움직이는 대로 따르지만 노년층은 오장육부의 기가 쇠퇴하여 혈액의 운행이 원활히 이루어지지 않기 때문으로 보고 있다.

③ 질병에 따라 효과가 다르다

질병은 그 종류와 병증의 상태가 서로 다름에 따라 한약재 반신욕의 효과가 빨리 나타나는가, 아니면 늦게 나타나는가에 영향을 미치게 된다. 이것은 각기 다른 질병에는 각기 다른 병리가 있기 때문이다.

일반적으로 본다면 외부의 침입에 의해 빚어진 질병은 한약재 반신욕의 치료 효과가 빠르게 나타나고 내부의 손상으로 인한 병증에는 그 효과가 비교적 더디게 나타나는 경향을 보인다.

또한 동일한 병증일 때도 그 증세가 가벼운 사람은 한약재 반신욕의 효과가 빨리 나타나고 증세가 심한 경우는 늦게 나타나는 편이다.

④ 기타 요법과 병행할 때

한약재 반신욕을 기타의 다른 치료법과 병행해서 응용하는 경우도 그 치료 효과에 영향을 미칠 수 있다. 이때는 반드시 전문가의 도움을 받아서 행하는 것이 좋다.

일반적으로 한약재 반신욕을 내복약과 함께 병행할 경우 부작용은 거의 없는 편이다.

한약재 반신욕 효과
자가 측정법

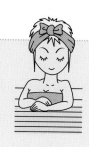

한약재 반신욕이 효과가 있는지의 여부나 내 몸에 적합하고 유익한가에 대한 여부는 자가 측정을 통해서도 알 수 있다.

한약재 반신욕의 효과에 대한 자가 측정법은 주로 국부의 증상과 전체의 느낌으로 판단하는 것이 좋다.

① 한약재 반신욕을 행한 뒤 국소에 화끈한 느낌이 들거나 가려움증이 발생하면서 두드러기 같은 것이 돋으면 이는 과민반응을 나타낸 것으로 한약재 반신욕을 중단해야 한다.

② 일반적으로 한약재 목욕을 행한 뒤 음식 맛이 좋고 식욕이 증가되면 치료효과가 좋은 것이다.

그런데 만약 한약재 목욕 후 헛배가 부르고 입맛이 없으며 식욕이 떨어진 경우는 치료 효과가 좋지 못한 것을 의미한다.

③ 한약재 반신욕을 행한 뒤 정신이 상쾌하고 마음이 편안하면 약재와 증상이 서로 적절히 조화된 것을 나타낸다.

그런데 만약 한약재 반신욕 후 정신이 우울하고 의기소침하면서 의욕이 없으면 약재와 증상이 서로 맞지 않음을 나타내는 것이다.

결론적으로 말해 한약재 반신욕은 스스로 체질과 정신 상태, 병증 부위 등 모든 상태를 가늠하면서 적절하게 응용하여 시행하면 좋은 효과를 볼 수 있는 자연요법의 한 가지임에는 틀림없다.

제대로 알고 골라 쓰세요!

한약재 반신욕에 쓰면 좋은
베스트 한약재 60가지

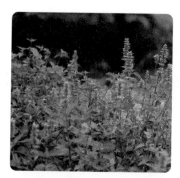
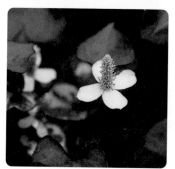
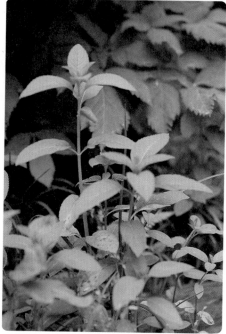
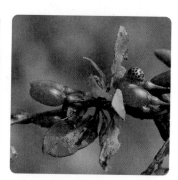
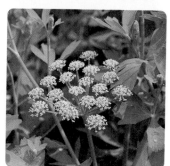

기침 감기 심할 때
계지 반신욕

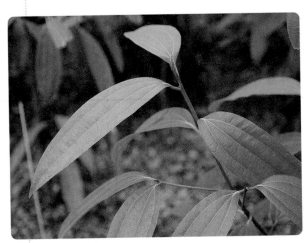

녹나무과 식물인 육계의 여린 가지를 말린 계지는 성질이 덥고 매운 맛이 난다. 몸의 열을 발산시키는 대표적인 한약재이다.

주요 약효가 땀을 나게 하면서 열을 발산하기 때문이다. 또 경맥을 덥게 하여 소통시키는 작용을 한다. 따라서 계지는 감기나 마비, 저릿저릿한 통증

개선에 널리 응용된다. 현대 약리학적 연구에 의하면 계지에 함유돼 있는 휘발성 정유는 땀샘의 분비를 자극하여 피부 혈관을 확장시키는 작용을 하는 것으로 밝혀졌다. 그 결과 땀이 나게 하고 해열하는 작용이 있는 것이다.

따라서 계지를 한약재 반신욕으로 응용하면 기침 감기나 천식 치료에 좋은 효과가 있다. 특히 몸의 수분대사를 원활히 하는 약효도 기대할 수 있다.

계지 반신욕 이렇게 하세요!

계지 50g에 물 1ℓ 를 붓고 20~30분간 끓여서 그 약즙 500㎖ 정도를 걸러낸다.
이렇게 만든 것을 욕조물에 넣고 반신욕을 하면 된다. 하루 한 번 정도 하되 한
번 하는 시간은 20~30분 정도가 적당하다.

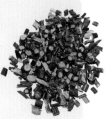

명치 부위 더부룩증 개선
곽향 반신욕

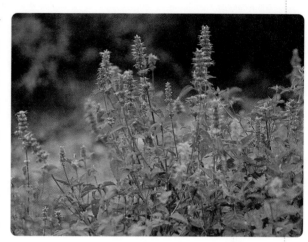

꿀풀과 식물인 곽향의 지상부분을 말린 것으로 그 성질은 약간 덥고 매운 맛이 난다. 이러한 곽향은 약재의 향기로 몸의 습을 제거하고 몸의 중심부인 중초를 조화롭게 하며 더위를 식히고 열을 발산하는 효능이 있다.

따라서 곽향은 습이 비장과 위장을 가로막아 가슴과 명치 부위가 더부룩하고 식욕부진이 나타나며 속이 메스꺼운 증상에 널리 응용된다. 배탈, 설사증상이 있을 때도 활용하면 좋다. 특히 찬바람에 의한 감기나 오한을 다스리며, 비염 치료에도 효과가 있다.

포인트
곽향 반신욕 이렇게 하세요!

곽향 100g에 물 1.3ℓ를 붓고 20~30분간 끓여서 약 500㎖ 정도의 약즙을 걸러낸다. 이렇게 만든 것을 욕조물에 붓고 반신욕을 하면 된다. 하루 1~2회 정도 행하되 시간은 20~30분 정도가 적당하다. 만약 약재 달이기가 번거로울 경우는 곽향을 면주머니에 싼 뒤 욕조물에 띄워 놓고 반신욕을 해도 좋다.

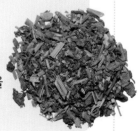

눈 밝게, 장 기능 좋게!
결명자 반신욕

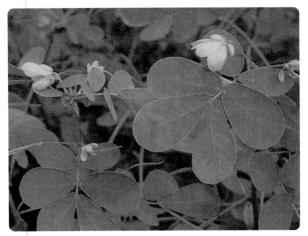

콩과 식물인 결명의 성숙한 종자를 말린 것으로 그 성질은 약간 냉하고 맛은 달고 쓰다. 이러한 결명자는 간의 열을 내리고 눈을 밝게 하며 장의 기능을 원활히 하여 배변이 잘 되게 하는 약효가 있다.

또한 결명자는 눈이 충혈되고 부어올라 아프며 눈물이 나고 눈이 흐릿하며 잘 안 보이는 증상에 효과가 뛰어나다. 변비 치료에도 좋다.

특히 결명자는 혈압을 낮추고 혈중 콜레스테롤 수치를 저하시키는 작용이 있으며, 병을 유발하는 병균에 대하여 저항력과 배설작용이 있으므로 여러 모로 유익한 효능을 지닌 약재이다.

포인트
결명자 반신욕 이렇게 하세요!

결명자 70g에 물 1ℓ를 붓고 20~30분 정도 끓여서 500㎖의 약즙을 걸러낸다. 이렇게 만든 것을 욕조물에 넣고 반신욕을 한다. 하루 1~2회 정도 하며 시간은 20~30분 정도가 적당하다.

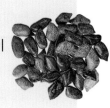

정력 튼튼!
구기자 반신욕

가지과 식물인 구기자의 성숙한 과실을 말린 것으로 그 성질은 화평하고 맛은 달다. 이러한 구기자는 주로 정력을 증진시키고 혈액순환을 도우며, 간장과 신장을 보하고 눈을 밝게 하는 약효가 있다.

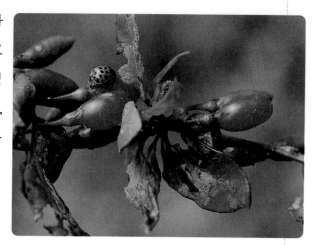

따라서 구기자는 간장과 신장의 기능을 보강하는 데 뛰어난 효능을 지닌 약재이다. 특히 체력이 허약한 사람이 응용하면 좋다. 또한 몽정을 다스리며 허리와 무릎이 시큰하고 무기력한 증상에 쓰면 좋은 효과를 기대할 수 있다. 특히 어지럽고 현기증이 나는 증상과 당뇨병 치료에도 응용하면 좋다.

⊙포인트

구기자 반신욕 이렇게 하세요!

구기자 100g에 물 1.3ℓ를 붓고 20~30분간 끓여서 약 500㎖ 정도의 약즙을 걸러낸다. 이렇게 만든 것을 욕조물에 넣고 반신욕을 하면 된다. 하루 1~2회 행하되 시간은 20~30분 정도가 적당하다.

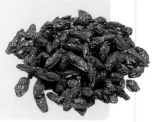

혈압을 내린다!
국화 반신욕

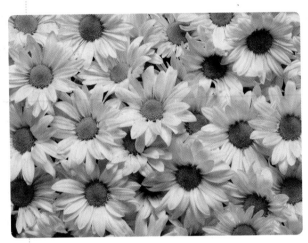

국화과 식물인 국화의 꽃을 말린 것으로 그 성질은 약간 냉하면서 맛이 달고 쓰다. 이러한 국화의 주요 약효는 풍열을 소통하고 흐트러뜨리는 약효가 있다. 또 간의 열을 내리고 눈을 밝게 하는 작용도 있다. 특히 열을 내리고 해독하는 작용이 있어 풍열에 의한 기침 감기나 두통, 눈 충혈, 종기, 부스럼 등의 통증 개선에 효과가 있다.

이외에도 국화에는 혈압을 내리는 작용이 있고 심장을 활성화 시키는 여러 성분이 들어있어 관상동맥을 확장시키고 관상동맥의 혈류량을 증가시키는 작용이 있다. 실제로 임상에서는 고혈압이나 관상동맥경화증에 대하여 뚜렷한 치료효과를 나타낸다고 보고되고 있다.

포인트
국화 반신욕 이렇게 하세요!

국화 100g에 물 1.3ℓ를 붓고 끓여서 500㎖의 약즙을 걸러낸다. 이렇게 만든 것을 욕조물에 넣어서 반신욕을 한다. 하루 1~2회 정도 시행하되 시간은 20~30분 정도가 적당하다. 만약 약재 달이는 것이 번거롭다면 국화를 면주머니에 넣어서 욕조물에 띄워놓고 반신욕을 해도 좋다.

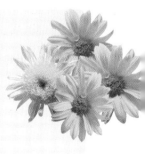

피부가 보들보들!
녹차

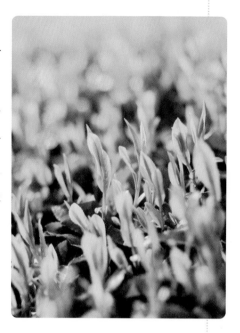

　이 시대 최고의 건강식품으로 떠오른 녹차는 피부 미용에 뛰어난 효과가 있다. 녹차에는 풍부한 광물질과 비타민, 타닌 성분이 함유돼 있기 때문이다.

　그동안의 연구 결과에 의하면 녹차의 타닌산은 검버섯이나 주근깨, 주름살 등 각종 피부 노화 현상을 예방하고 인체의 노화 또한 더디게 하는 것으로 밝혀져 주목을 받고 있다. 특히 녹차에는 비타민 C가 풍부하게 함유돼 있어 그야말로 최고의 비타민제라고 할 수 있다.

　따라서 녹차로 반신욕을 행하면 피부 미백에서 소염작용은 물론 다이어트 효과까지 기대할 수 있다.

☞포인트

녹차 반신욕 이렇게 하세요!

녹차 50g에 물 1.3ℓ를 붓고 20분간 끓여서 약 500㎖ 정도의 약즙을 걸러낸다. 이렇게 만든 것을 욕조물에 넣고 반신욕을 한다. 하루 1~2회 정도 하되 시간은 20~30분 정도가 적당하다.
만약 약재 달이는 것이 번거롭다면 녹차가루를 적당량 풀어서 해도 좋다.

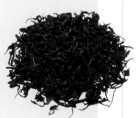

당귀 반신욕

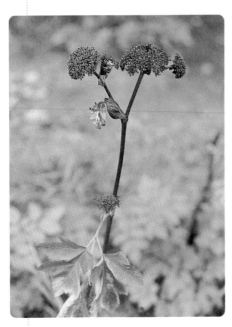

미나리과 식물인 당귀의 뿌리를 말린 것으로 그 성질은 덥고 맵고 단 맛이 난다. 이러한 당귀는 피의 생성을 촉진하는 대표적인 보혈약재이다. 또 월경을 조절하고 혈액순환을 촉진하면서 통증을 멎게 하는 약효가 있다.

따라서 당귀는 여성병 치료에 있어 최고의 효능을 지닌 약재이다. 월경불순이나 월경통, 무월경, 붕루 등에 효과가 있고 혈액 부족으로 인해 몸이 허약하거나 타박상, 종기, 부스럼 등의 통증 치료에도 응용하면 좋다.

특히 산후 어혈로 인한 복통이나 풍습에 의해 저리는 통증, 그리고 경락의 소통이 원활하지 못한 증상을 치료한다.

당귀 반신욕 이렇게 하세요!

당귀 100g에 물 1ℓ를 붓고 20~30분간 끓여서 약 500㎖ 정도의 약즙을 걸러낸다. 이렇게 만든 것을 욕조물에 넣고 반신욕을 하면 된다. 하루 1~2회 정도 하되 시간은 20~30분 정도가 적당하다.

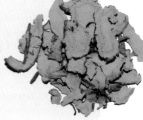

몸의 진액을 생성시킨다
당삼 반신욕

도라지과 식물인 당삼의 뿌리를 말린 것으로 그 성질은 평범하고 맛은 달다. 주요 약효는 몸의 중심부인 중기를 크게 보하고 도우며, 진액을 생성하여 위장의 기능을 조화롭게 하는 효능이 있다. 따라서 비장과 위장의 허약 부족을 다스리고 식욕부진에 효과가 있다.

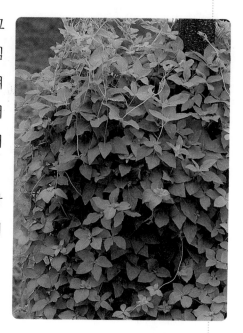

또 대변에 설사 기운이 있고 사지가 무력한 증상도 개선시킨다. 특히 심한 피로로 식은 땀이 날 때도 응용하면 좋다.

▣포인트

당삼 반신욕 이렇게 하세요!

당삼 100g에 물 1ℓ를 붓고 20~30분간 끓여서 약 500㎖ 정도의 약즙을 걸러낸다. 이렇게 만든 것을 욕조물에 넣고 반신욕을 하면 된다. 하루 1~2회 정도 행하되 시간은 20~30분 정도가 적당하다.

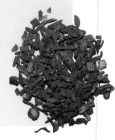

혈액순환 촉진!
대황 반신욕

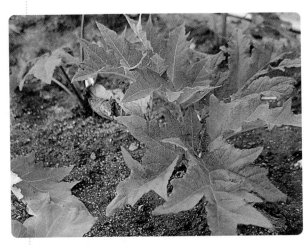

마디풀과 식물인 장엽대황의 뿌리와 근경을 말린 대황은 그 성질이 냉하고 쓴 맛이 난다.

주요 약효는 적체된 것이 내려가게 하고 몸의 화를 가라앉히며 뜨거워진 피를 식혀주는 작용을 한다. 결론적으로 해독하고 혈액순환을 촉진하여 어혈을 제거하는 효능이 있다.

포인트

대황 반신욕 이렇게 하세요!

대황 100g에 물 1ℓ를 붓고 20~30분간 끓여서 약 500㎖ 정도의 약즙을 걸러낸다. 이렇게 만든 것을 욕조물에 넣고 반신욕을 하면 된다. 하루 1~2회 정도 하되 시간은 20~30분 정도가 적당하다.

기침 감기 다스리는
만형자 반신욕

마편초과 식물인 순비기나무의 성
숙한 과실을 말린 것으로 그 성질은
약간 냉하면서 맛이 쓰다. 이러한 만
형자는 풍열을 흐트러뜨리고 머리와
눈을 맑게 하는 약효가 있다. 따라서
기침 감기나 두통, 눈 충혈 등을 개선
하는 효과를 나타낸다.

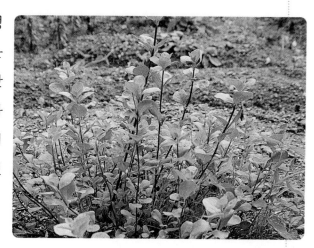

포인트

만형자 반신욕 이렇게 하세요!

만형자 100g에 물 1ℓ를 붓고 20~30분간 끓여서 500㎖의 약즙을 걸러낸다. 이렇
게 만든 것을 욕조물에 넣어 반신욕을 하면 된다. 하루 1~2번 정도 하되 시간은
20~30분 정도가 좋다.

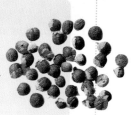

기침·각혈 심할 때!
맥문동 반신욕

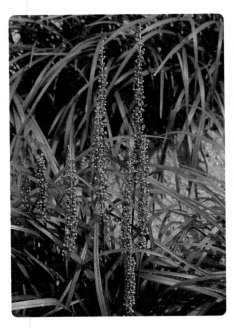

백합과 식물인 맥문동의 덩이로 된 뿌리를 말린 것으로 그 성질은 약간 냉하고 맛은 쓰고 달다. 이러한 맥문동은 몸의 음을 자양하고 폐를 윤택하게 하며 위장을 유익하게 하여 진액을 생성시키는 약효를 가지고 있다. 또 심장의 열을 내리고 답답함을 제거하며 장을 윤택하게 하여 대소변의 소통이 잘 되게 한다.

따라서 맥문동은 폐기능이 약화되거나 손상되어 발생한 조열 기침, 각혈, 가슴 답답증과 불안증, 불면증이 나타날 때 응용하면 좋은 효과를 볼 수 있다.

포인트 맥문동 반신욕 이렇게 하세요!

맥문동 50g에 물 1.3ℓ를 붓고 20~30분간 끓여서 약 500㎖ 정도의 약즙을 걸러낸다. 이렇게 만든 것을 욕조물에 넣고 반신욕을 하면 된다. 하루 1~2회 정도 하며 시간은 20~30분 정도가 적당하다.

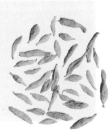

감기 낫고 머리 개운!
박하 반신욕

꿀풀과 식물인 박하의 지상부분을 말린 것으로 그 성질은 냉하고 매운 맛이 난다. 박하는 정말 박하사탕의 향기를 간직한 식물이다. 바짝 마른 잎조차 톡 건드리기만 해도 알싸한 내음이 천리만리로 퍼져나가기 때문이다.

이러한 박하의 주요 약효는 해열·해독 작용을 한다는 것이다. 특히 인후를 맑게 하는 작용이 있다.

따라서 박하는 풍열에 의한 감기나 열병이 시작될 때 응용하면 좋은 약효를 나타낸다. 또 목이 붓고 통증이 있을 때도 응용하면 효과를 볼 수 있다.

특히 박하는 머리를 맑게 하고 눈을 밝게 해주는 효능이 있어 시험을 앞둔 수험생들에게 아주 좋다.

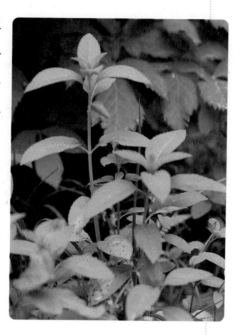

포인트

박하 반신욕 이렇게 하세요!

박하 70g에 물 1.3ℓ를 붓고 끓여서 500㎖의 약즙을 걸러낸다. 이렇게 만든 것을 욕조물에 넣고 반신욕을 하면 된다. 하루 1~2회 정도 하되 시간은 20~30분 정도가 적당하다. 박하는 휘발성이 강하므로 살짝만 끓여내야 한다. 그래서 물의 양을 줄이고 시간도 짧게 조절해야 한다. 이때 만약 약재 달이는 것이 번거롭다면 박하를 면주머니에 넣은 뒤 욕조물에 띄워 놓고 반신욕을 해도 된다.

소변불리 개선
방기 반신욕

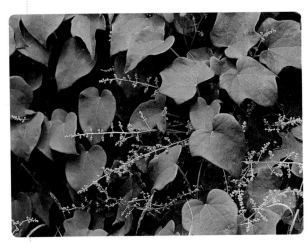

　방기과 식물인 분방기의 뿌리를 말린 것으로 그 성질은 냉하고 쓴 맛이 난다. 이러한 방기는 몸의 풍과 습을 몰아내고 통증을 멎게 한다. 특히 체내의 수분대사를 유익하게 하는 작용이 있고 이뇨작용을 촉진하기도 한다.

　따라서 방기는 부종이나 각기병을 다스리고 소변불리를 개선하는 효과가 있다. 특히 몸이 잘 붓는 부종형 비만증에 응용하면 좋은 효과가 있다.

포인트

방기 반신욕 이렇게 하세요!

방기 100g에 물 1ℓ를 붓고 20~30분간 끓여서 약 500㎖ 정도의 약즙을 걸러낸다. 이렇게 만든 것을 욕조물에 넣고 반신욕을 하면 된다. 하루에 1~2회 정도 하되 시간은 20~30분 정도가 적당하다.

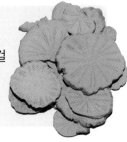

각종 통증 다스리는
방풍 반신욕

미나리과 식물인 방풍의 뿌리를 말린 것으로 그 성질은 약간 따뜻하다. 주요 약효는 풍한을 몰아내고 열을 발산시키는 것이다. 특히 풍열이 거세고 눈이 충혈되며 붓고 아픈 증상에 많이 활용한다.

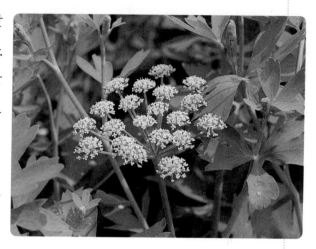

따라서 방풍은 체표의 병증을 발산시키고 몸의 풍과 습을 몰아내며 통증을 멎게 하는 작용이 있다.

특히 방풍은 형개와 함께 쓰면 그 약효를 배가시킬 수 있다. 이 두 약재 중에서 형개는 열의 발산 능력이 뛰어나고 방풍은 풍을 몰아내고 통증을 멎게 하는 효능이 비교적 뛰어나 서로간에는 돕는 작용을 하기 때문이다.

☞포인트

방풍 반신욕 이렇게 하세요!

방풍 100g에 물 1ℓ를 붓고 20~30분간 끓여서 약 500㎖ 정도의 약즙을 걸러낸다. 이렇게 만든 것을 욕조물에 넣고 반신욕을 하면 된다. 하루 한 번 정도 하되 한 번 행할 때 소요되는 시간은 20~30분 정도가 적당하다.

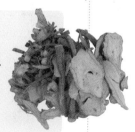

위장 건강에 최고!
백출 반신욕

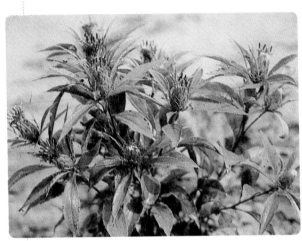

국화과 식물인 백출의 근경을 말린 것으로 그 성질은 덥고 맛은 쓰면서 달다. 이러한 백출의 주요 약효는 기를 북돋아주고 비장을 튼튼하게 한다는 것이다. 또 몸의 습을 건조하게 하면서 수분대사를 돕고 부종을 해소하며 땀을 멎게 하는 효능이 있기도 하다.

따라서 백출은 비장과 위장의 허약증세를 다스리고 헛배가 부르고 권태로우며 기력이 없고 설사가 나는 증상에 응용하면 좋다.

특히 한의학에서는 비장을 후천의 근본으로 삼고 있어 비장이 건강하면 무병장수할 수 있다고 했다. 그래서 예로부터 백출은 최고의 보약재로 평가받고 있다.

ⓟ포인트

백출 반신욕 이렇게 하세요!

백출 100g에 물 1ℓ를 붓고 20~30분간 끓여서 약 500㎖ 정도의 약즙을 걸러낸다. 이렇게 만든 것을 욕조물에 넣고 반신욕을 하면 된다. 하루 1~2회 정도 하되 시간은 20~30분 정도가 적당하다.

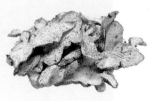

푸석푸석 피부에 윤기줘
벌꿀 반신욕

꿀벌과 곤충인 벌이 만들어낸 것으로 그 성질은 평온하고 맛은 달다. 주요 약효는 비장을 보하고 기를 북돋아주며 진통작용이 있다. 또 폐를 윤택하게 하여 기침을 멎게 하는 효능을 갖고 있다.

특히 벌꿀은 피부미용에 유익한 영양분의 보고와도 같다. 비타민 B_1, B_2, B_6, C 등 다양한 비타민이 함유돼 있어 피부를 부드럽게 하고 윤기나게 해준다.

따라서 평소 피부에 윤기가 없거나 푸석푸석 할 때 응용하면 좋은 효과가 있다.

이처럼 벌꿀은 자양강장 작용이 있어 체내의 산성과 알칼리성의 균형을 조절하여 저항력을 높여주므로 평소 꾸준히 활용하면 인체 건강에 유익하다.

벌꿀 반신욕 이렇게 하세요!

벌꿀 50cc를 욕조물에 넣고 반신욕을 한다. 하루에 1~2회 정도 행하되 시간은 20~30분 정도가 적당하다.

보골지 반신욕

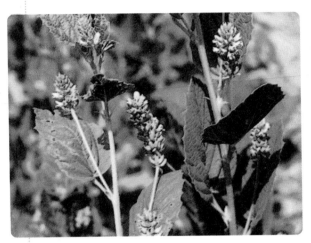

콩과 식물인 보골지의 성숙한 과실을 말린 것으로 그 성질은 매우 덥고 맵고 쓴 맛이 난다. 이러한 보골지는 신장을 보하고 양기를 돕는 효능이 뛰어나다. 또 비장을 덥게 하여 설사를 멎게 하고 기를 가다듬어 가쁜 숨을 잔잔하게 하는 약효를 가지고 있다.

따라서 보골지는 하체의 허약 부족으로 인한 냉증이나 남성의 발기부전, 성기능 위축, 유정, 조루증 등을 치료하는 효능이 있다. 또 허리의 시큰한 통증이나 소변 횟수가 잦고 유뇨 증상이 나타날 때 쓰면 좋다.

보골지 반신욕 이렇게 하세요!

보골지 70g에 물 1.3ℓ를 붓고 20~30분간 끓여서 약 500㎖ 정도의 약즙을 걸러낸다. 이렇게 만든 것을 욕조물에 넣고 반신욕을 한다. 하루 1~2회 정도 하되 시간은 20~30분 정도가 적당하다.

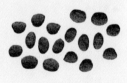

소변 배출이 잘 되게 한다
복령 반신욕

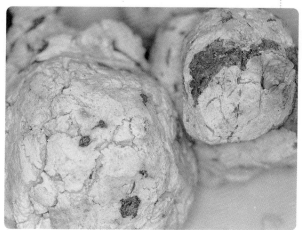

공균과 진균인 복령의 균핵을 말린 것으로 그 성질은 평온하고 달고 싱거운 맛이 난다. 이러한 복령은 인체내 수분대사가 원활히 이루어지도록 하고 비장을 튼튼하게 하며 중초를 조화롭게 하여 심신을 안정시키는 약효를 가지고 있다.

따라서 복령은 평소 소변이 잘 안 나오고 부종이 있으며 입맛이 없을 때 응용하면 좋은 효과를 볼 수 있다. 특히 가슴이 두근거리고 불면증이 있는 증상을 개선하기도 한다.

복령에 대한 현대 약리학적 연구는 비교적 활발하게 이루어지고 있는 실정이다. 그동안의 연구 결과에 의하면 복령은 이뇨작용이 있고 혈당 수치를 내리며 균을 억제하면서 인체내 면역기능을 강화하는 효능이 있다.

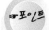포인트

복령 반신욕 이렇게 하세요!

복령 70g에 물 1.3ℓ를 붓고 20~30분간 끓여서 약 500㎖ 정도의 약즙을 걸러낸다. 이렇게 만든 것을 욕조물에 넣고 반신욕을 하면 된다. 하루 1~2회 정도 하되 시간은 20~30분 정도가 적당하다.

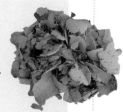

복통 · 설사 증상에 효과
사인 반신욕

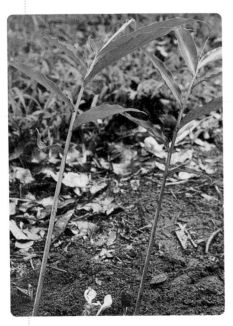

생강과 식물인 사인은 그 성질이 덥고 매운 맛이 난다. 주요 약효는 체내의 습을 해소하고 비장을 활성화 시키는 효능이 있다. 또 기의 운행을 원활히 하여 몸의 중심부인 중초를 편안하게 한다.

따라서 사인은 비장과 위장의 기운이 막힌 증상이나 가슴과 명치 부위가 더부룩한 증상에 효과가 있다. 또 습이 비장과 위장을 가로 막아 복통과 설사 증세가 나타날 때에도 적용된다. 특히 태아를 안정시키는 작용이 있기도 하다.

▶포인트

사인 반신욕 이렇게 하세요!

사인 70g에 물 1ℓ를 붓고 20~30분간 끓여서 약 500㎖ 정도의 약즙을 걸러낸다. 이렇게 만든 것을 욕조물에 붓고 반신욕을 하면 된다. 하루에 1~2회 정도 하되 시간은 20~30분 정도가 적당하다.

유정 · 유뇨 · 빈뇨 증상 개선
산수유 반신욕

층층나무과 식물인 산수유의 과육을 말린 것으로 그 성질은 약간 덥고 시큼한 맛이 난다. 이러한 산수유는 간장과 신장의 기능을 보하고 도우며 정력을 수렴하는 약효를 가지고 있다. 또한 땀의 배출을 억제하면서 지혈을 시켜준다.

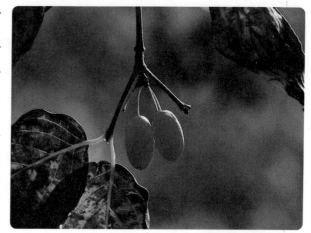

따라서 산수유는 간장과 신장의 허약 부족을 다스리고 어지럽고 현기증이 나며 귀가 울리고 허리가 시큰한 증상에 효과가 있다. 또 유정이나 유뇨, 빈뇨 등을 치료하며 허약하여 땀이 멎지 않는 증상에도 쓰면 좋다.

포인트

산수유 반신욕 이렇게 하세요!

산수유 100g에 물 1.3ℓ를 붓고 20~30분간 끓여서 약 500㎖ 정도의 약즙을 걸러낸다. 이렇게 만든 것을 욕조물에 넣고 반신욕을 하면 된다. 하루에 1~2회 정도 하되 시간은 20~30분 정도가 적당하다.

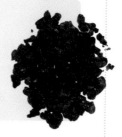

자궁 수축에 효과
상기생 반신욕

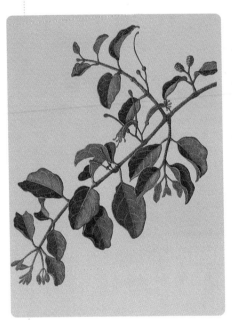

겨우살이과 식물인 참나무, 밤나무, 뽕나무 등에 붙어 사는 전초를 상기생이라 한다. 그 성질은 평하고 쓴 맛이 난다. 상기생은 풍과 습을 몰아내고 간장과 신장을 보하는 작용을 한다. 또 근육과 뼈를 튼튼하게 하고 태아를 안정시키는 약효가 있다.

특히 상기생은 당귀 등과 함께 하혈, 유산 후 출혈과다 등에 쓰이며, 혈압을 내리고 관상동맥을 확장시키는 작용도 있다.

또한 고혈압이나 관상동맥경화증의 치료와 예방에 활용되고 있다.

🔵포인트
상기생 반신욕 이렇게 하세요!

상기생 70g에 물 1ℓ를 붓고 20~30분간 끓여서 약 500㎖ 정도의 약즙을 걸러낸다. 이렇게 만든 것을 욕조물에 넣고 반신욕을 한다. 하루 1~2회 정도 하되 시간은 20~30분 정도가 적당하다.

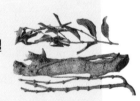

시험 앞둔 수험생에게 좋아
상엽(뽕잎) 반신욕

뽕나무과 식물인 뽕나무의 잎을 말
린 상엽은 그 성질이 냉하면서 매운
맛이 난다. 주요 약효는 풍열을 흐트
러뜨리고 간의 열을 내리며 눈을 밝게
하는 작용이 있다.

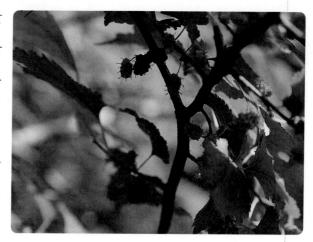

따라서 상엽은 풍열에 의한 기침 감
기나 두통, 눈의 충혈 등에 효험이 있
다. 상엽은 또한 발산작용이 있어 임
상에서는 주로 수험생들과 컴퓨터 앞에서 오래 작업하는 사람들이 이용하면 좋다.

포인트

상엽 반신욕 이렇게 하세요!

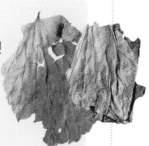

상엽 70g에 물 1ℓ를 붓고 끓여서 약 500㎖의 약즙을 걸러낸다. 이렇게 만든 것
을 욕조물에 넣고 반신욕을 하면 된다. 하루 한 번 하되 시간은 20~30분 정
도가 적당하다. 만약 상엽 달이는 것이 번거로울 때는 상엽을 면주머니에 넣어
욕조에 띄워놓고 반신욕을 해도 된다.

관절염 치료에 효과 최고!
상지(뽕나무 가지) 반신욕

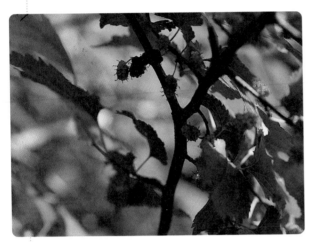

뽕나무과 식물인 뽕나무의 여린 가지를 말린 것으로 그 성질은 평온하고 약간 쓴 맛이 난다. 이러한 상지의 주요 약효는 풍을 몰아내고 경락을 소통시키며 인체내 수분대사를 유익하게 하는 작용이 있다. 또 소변배출이 잘 되게 하기도 한다.

따라서 상지는 풍열로 팔이 아프거나 사지에 경련이 일어나는 증상을 치료한다. 특히 견비통이나 관절염 치료에 응용하면 좋은 효과가 있다.

■포인트

상지 반신욕 이렇게 하세요!

상지 100g에 물 1ℓ를 붓고 20~30분간 끓여서 약 500㎖ 정도의 약즙을 걸러낸다. 이렇게 만든 것을 욕조물에 넣고 반신욕을 하면 된다. 하루에 1~2회 정도 하되 시간은 20~30분 정도가 적당하다.

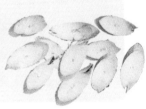

생강 반신욕

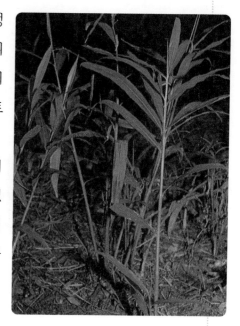

생강과에 속한 생강의 근경을 말린 것으로 그 성질은 덥고 매운 맛이 강하다. 이러한 생강은 몸의 열을 발산하고 땀이 나게 하는 대표적인 한약재이다. 또 몸의 중심부인 중초를 따뜻하게 하면서 구토를 멎게 하고 해독하는 효능이 있다.

특히 생강에는 혈액순환을 촉진하고 증강시키며 위액 분비를 촉진하는 효능이 있는 것으로 밝혀졌다. 또 평활근을 흥분시키며 소화작용을 촉진시키기도 한다. 따라서 생강은 한기에 의한 기침감기나 구토증 등을 개선하는 데 좋은 효과를 나타낸다.

포인트

생강 반신욕 이렇게 하세요!

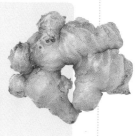

생강 50g에 물 1ℓ를 붓고 끓여서 500㎖의 약즙을 걸러낸다. 이렇게 만든 약즙을 욕조물에 넣고 반신욕을 하면 된다. 생강 달이기가 번거로우면 생강을 편으로 썬 뒤 면주머니에 넣어 욕조물에 띄워놓고 반신욕을 하면 된다. 그러면 으슬으슬 추운 기침 감기가 뚝 떨어질 것이다.

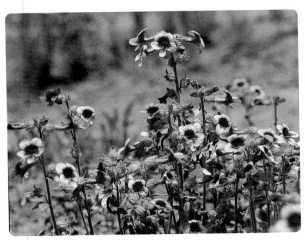

피를 맑게 해주는
생지황 반신욕

현삼과 식물인 지황의 뿌리로 그 성질은 냉하고 맛은 달면서 쓰다. 이러한 생지황은 몸의 열을 내리고 피를 맑게 해주며 진액을 생성하는 작용을 한다.

따라서 생지황은 열병으로 인해 혀가 붓고 갈증이 나며 온몸에 반점이 돋는 증상에 효과가 있다.

특히 생지황은 심장을 튼튼하게 하고 심근에 혈류량을 증가시키는 작용이 있는 것으로 밝혀졌다.

또 인체의 면역기능을 높이고 간장을 보호하며 항방사선 작용도 갖고 있다.

▶포인트
생지황 반신욕 이렇게 하세요!

생지황 100g에 물 1ℓ를 붓고 20~30분간 끓여서 약 500㎖ 정도의 약즙을 걸러낸다. 이렇게 만든 것을 욕조물에 부어서 반신욕을 하면 된다. 하루 1~2회 정도 하며 시간은 20~30분 정도가 적당하다.

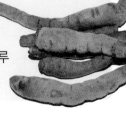

정신을 안정시킨다
석창포 반신욕

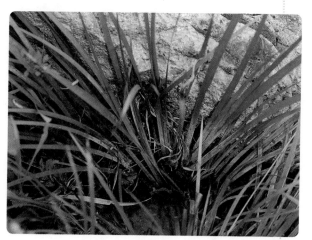

천남성과 식물인 석창포의 근경을 말린 것으로 그 성질은 덥고 맛은 매우면서 신맛이 난다.

이러한 석창포의 주요 약효는 막힌 곳을 뚫어주고 정신을 안정시키는 효능이 있다. 또 몸의 습을 해소하면서 위장을 편안하게 하는 작용도 갖고 있다.

따라서 석창포는 정신이 흐릿하고 건망증이 심하며 지능이 감퇴되는 증상에 뚜렷한 개선 효과가 있다. 또 가슴이 답답하고 명치 부위가 더부룩한 증상도 개선시킨다.

이러한 약효를 가진 석창포는 오장의 진액을 보하고 눈과 귀가 밝아지며 총명하게 만드는 약재다. 함평의 어느 목욕탕에 간 적이 있는데 창포를 이용한 한약재 반신욕은 참으로 인상적이었다.

석창포 반신욕 이렇게 하세요!

석창포 100g에 물 1ℓ를 붓고 20~30분간 끓여서 약 500㎖ 정도의 약즙을 걸러낸다. 이렇게 만든 것을 욕조물에 부어서 반신욕을 하면 된다. 하루 1~2회 정도 하되 시간은 20~30분 정도가 적당하다.

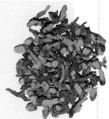

코막힘을 뚫어주는
세신 반신욕

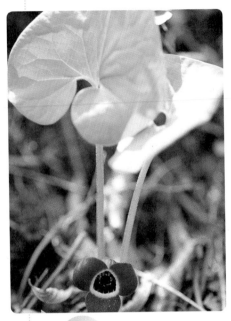

쥐방울과 식물인 세신의 전초를 말린 것으로 그 성질은 따뜻하고 신맛이 난다.

주요 약효는 풍을 몰아내고 한기를 흐트러뜨리며 통증을 멎게 한다. 또 폐를 덥게 하고 콧구멍을 시원하게 뚫어주는 작용이 있기도 하다.

따라서 풍한 감기로 머리가 아프고 코가 막히는 증상에 응용하면 좋다. 또 가래가 나고 기침이 심할 때도 쓰면 된다.

특히 비염이나 축농증 환자가 활용하면 좋은 효과를 볼 수 있다.

포인트

세신 반신욕 이렇게 하세요!

세신 50g에 물 1ℓ를 붓고 20~30분간 끓여서 약 500㎖ 정도의 약즙을 걸러낸다. 이렇게 만든 것을 욕조물에 넣고 반신욕을 하면 된다. 하루 1회 정도 하되 시간은 20~30분 정도가 적당하다.

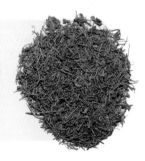

비만 해소에 효과 최고!
소금 반신욕

인간에게 있어 소금은 생리적으로 필요불가결한 것이다. 소금은 체내, 특히 혈액에 들어 있으며, 세포 속의 칼륨이온과 균형을 이루어 삼투압의 유지에 중요한 역할을 하기 때문이다.

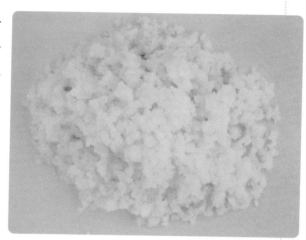

따라서 만약 우리 인체에 소금이 부족하게 되면 소화액의 분비가 줄고 식욕이 떨어진다. 장기간에 걸쳐 염분이 부족하게 되면 전신이 무기력해지고 권태와 피로, 정신적 불안 등이 나타나기도 한다.

이러한 소금으로 반신욕을 하면 피부 미용에 효과가 좋다. 소금의 삼투압 효과로 피부의 노폐물이 제거되고 소금에 함유된 미네랄 성분이 피부를 매끄럽게 해주기 때문이다. 특히 혈액순환을 촉진하여 신경통이나 관절염 증상 완화에도 도움이 되고 살이 빠지는 다이어트 효과를 기대할 수도 있다.

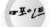

소금 반신욕 이렇게 하세요!

38~40℃의 욕조물에 천일염 20g 정도를 넣고 녹여서 반신욕을 하면 된다. 하루 1~2회 정도 행하되 시간은 20~30분 정도가 적당하다.

향기가 솔솔~
솔잎 반신욕

고고한 품격을 지닌 소나무는 어느 것 하나 버릴 데가 없는 약나무이다.

특히 소나무에서 가장 손쉽게 구할 수 있는 솔잎은 예로부터 약재 이상의 진가를 인정받아 왔다. 따라서 그 응용법 또한 다양하게 전해내려 오고 있는데 특히 솔잎의 은은한 향으로 하는 반신욕은 인체 건강에 유익한 효능을 발휘한다.

우선 솔잎을 우려낸 물로 목욕을 하면 피부 미용에 좋다. 스트레스 해소에 좋고 신경통을 개선하는 효과가 있다. 특히 솔잎 반신욕은 혈액순환을 촉진하여 각종 부인병 치료에 뛰어난 약효를 나타낸다.

냉증이나 빈혈 증상을 개선하고 생리통을 완화하는 데도 도움이 되기 때문이다. 무엇보다 여성들의 질염 치료에 솔잎 반신욕은 큰 효과가 있다.

포인트
솔잎 반신욕 이렇게 하세요!

깨끗이 씻은 솔잎 50g을 굵게 썰어 면주머니에 넣는다. 이렇게 만든 것을 솥에 넣고 물 2ℓ 정도를 부은 뒤 끓인다. 한소끔 끓고 나면 그 즙을 걸러내어 욕조에 넣고 반신욕을 하면 된다.

이때 면주머니에 싼 솔잎도 함께 욕조물에 띄워놓고 반신욕을 하는 것이 좋다. 하루 1~2회 정도 행하되 시간은 20~30분 정도가 적당하다. 솔잎은 되도록 신선한 것을 쓰는 것이 좋다.

알레르기 체질 개선
시호 반신욕

미나리과 식물인 시호의 뿌리를 말린 것으로 그 성질은 냉하고 약간 매운 맛이 난다.

이러한 시호는 몸의 열을 내리고 간을 소통하여 뭉쳐진 것을 풀어주는 약효가 있다. 특히 몸의 양기를 북돋아주는 작용을 하기도 한다.

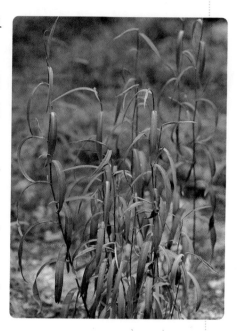

따라서 시호는 간장병에 매우 좋은 효과가 있는 것으로 연구결과 밝혀졌다.

또 뿌리에 사포닌 성분이 함유돼 있어 항염작용과 항알레르기 작용이 있다. 따라서 각종 염증성 질환이나 알레르기 체질 개선에 응용하면 좋은 효과를 기대할 수 있다.

◆포인트

시호 반신욕 이렇게 하세요!

시호 100g에 물 1ℓ를 붓고 20~30분간 끓여서 500㎖의 약즙을 걸러낸다. 이렇게 만든 것을 욕조물에 넣고 반신욕을 하면 된다. 하루 1~2회 정도 하며 시간은 20~30분 정도가 적당하다.

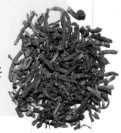

알로에 반신욕

알로에는 백합과 식물로 상록부위에 살이 많은 식물이다. 예로부터 약용식물로 널리 응용돼 왔다.

알로에의 약효는 매우 광범위하다. 거친 피부를 개선하고 기미, 주근깨에 효과가 있다. 또 구강염이나 위장병을 다스리고 식욕부진이나 습진, 화상도 치료한다. 특히 변비나 당뇨병, 암, 간장병, 천식 등 다양한 질환에 뛰어난 치료 효과를 발휘한다.

그것은 알로에가 항염증 작용과 살균의 효과를 가지고 있기 때문이다. 이러한 알로에는 특히 피부 미용에 뛰어난 약효를 지닌 식물로 그 가치가 높은데 반신욕을 할 때 입욕제로 응용하면 그 효과를 배가시킬 수 있다.

포인트

알로에 반신욕 이렇게 하세요!

알로에즙 2컵(약 300ml)을 욕조물에 넣은 뒤 고루 섞어서 반신욕을 행한다. 하루 1~2회 정도 하며 시간은 20~30분 정도가 적당하다.

이 처방은 냉증을 개선하고 어깨 결림을 완화시키는 효과가 있다. 또 신경통을 다스리고 거친 피부를 부드럽게 변화시켜 준다.

쑥(애엽) 반신욕

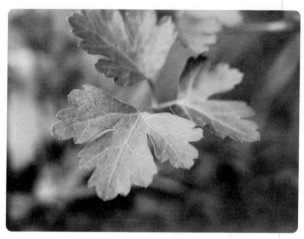

국화과 식물인 쑥의 잎을 말린 것으로 그 성질은 덥고 맛은 매우면서 쓰다. 이러한 쑥은 몸을 따뜻하게 하고 지혈하며 한기를 흐트러뜨리고 통증을 멎게 하는 약효가 뛰어난 한약재이다.

따라서 쑥은 각혈이나 출혈, 변혈을 치료하고 월경과다나 하혈, 월경통, 월경불순, 불임에도 효과적이다. 그것은 쑥의 성질이 덥고 매우며 향기로와 기혈을 따뜻하게 하고 경맥을 덥혀주기 때문이다.

이러한 약효로 한기를 몰아내고 냉증과 통증을 다스리는 효과가 있다. 따라서 쑥은 부인병 치료에 으뜸이 되며 자주 쓰이는 약재이다.

☞포인트

쑥 반신욕 이렇게 하세요!

쑥 70g에 물 1.3ℓ를 붓고 20~30분간 끓여서 약 500㎖ 정도의 약즙을 걸러낸다. 이렇게 만든 것을 욕조물에 넣고 반신욕을 하면 된다. 하루 1~2회 정도 행하되 시간은 20~30분 정도가 적당하다. 이때 만약 약재 달이는 것이 번거로울 때는 쑥을 면주머니로 싸서 욕조물에 띄워 놓고 반신욕을 해도 된다.

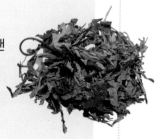

여드름 피부 안녕~
어성초 반신욕

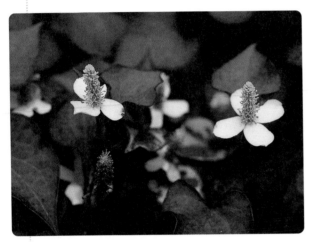

어성초는 삼백초과 식물로서 다년생 초본이다.

이러한 어성초의 약효는 기본적으로 체내의 독소를 배출한다는 데 있다. 생잎에서 짜낸 즙은 화농성 부스럼이나 외상 등 다친 증상에 효과가 있다. 어성초는 미용 효과도 역시 뛰어나다.

어성초에는 항균작용이 있고 혈관의 탄력을 증가시킨다. 따라서 과민성 피부염이나 습진, 여드름 등에 효과가 있고 검버섯이나 주근깨 등도 없애준다.

이러한 어성초는 말린 뒤에는 비린내가 없어지며 잘 보관해 두었다가 필요할 때 사용하도록 한다. 특히 반신욕을 할 때 입욕제로 활용하면 피부 미용은 물론 여드름을 없애주는 효능도 기대할 수 있다.

어성초 반신욕 이렇게 하세요!

어성초 70g에 물 1.3ℓ를 붓고 끓여서 약 500㎖ 정도의 약즙을 걸러낸다. 이렇게 만든 것을 욕조물에 넣고 반신욕을 한다. 하루 1~2회 정도 하되 시간은 20~30분 정도가 적당하다. 만약 약재 달이는 것이 번거로울 때는 어성초 20g을 면주머니에 넣은 뒤 욕조물에 띄워놓고 반신욕을 해도 좋은 약효를 기대할 수 있다.

종기나 부스럼이 낫는다!
연교 반신욕

물푸레나무과 식물인 연교의 과실을 말린 것으로 그 성질은 약간 냉하고 쓴 맛이 난다. 이러한 연교는 몸의 열을 내리고 해독하는 효능이 있는 한약재이다. 또 종기와 몽우리를 가라앉히고 흐트러뜨리며 몸의 나쁜 기운을 바깥으로 내보낸다. 특히 심장의 열을 내리고 답답함을 해소하는 약효가 있다.

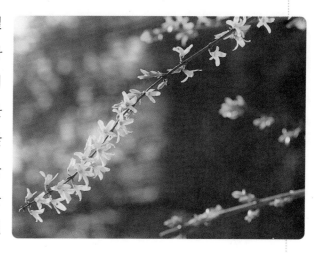

따라서 연교는 외부로부터 침입한 풍열 감기나 고열, 가슴 답답증 등에 응용하면 좋은 효과를 나타낸다. 특히 종기나 부스럼 등의 증상에도 쓰면 좋다.

▣포인트

연교 반신욕 이렇게 하세요!

연교 100g에 물 1ℓ를 붓고 20~30분간 끓여서 약 500㎖ 정도의 약즙을 걸러낸다. 이렇게 만든 것을 욕조물에 넣고 반신욕을 하면 된다. 하루 1~2회 정도 하되 시간은 20~30분 정도가 적당하다.

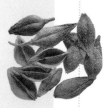

오랜 기침 다스린다!
오미자 반신욕

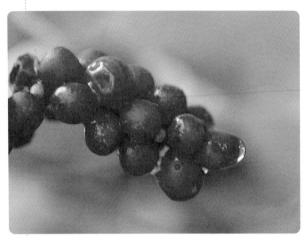

목련과 식물인 오미자의 성숙한 과실을 말린 것으로 그 성질은 덥고 시큼한 맛이 난다. 이러한 오미자는 폐를 수렴하고 땀을 멎게 하며 정력을 다지고 설사를 그치게 하는 약효가 있다. 또 진액을 생성시켜 갈증이 멎으며 심신을 안정시킨다.

따라서 오미자는 오랜 기침으로 인해 빚어진 숨이 가쁜 증상을 치료하고 몸이 허약하여 식은 땀이 나며 진액이 적어 갈증이 나는 증상에 효과가 있다.

또 정력이 약하고 소변이 잦은 증상, 설사가 오래 계속되며 가슴이 두근거리고 잠을 잘 못이루는 증상, 그리고 건망증 치료에도 활용하면 좋다. 근래에 와서는 신경쇠약과 불면증 치료에 많이 응용되고 있다.

오미자 반신욕 이렇게 하세요!

오미자 100g에 물 1.3ℓ를 붓고 20~30분간 끓여서 약 500㎖ 정도의 약즙을 걸러낸다. 이렇게 만든 것을 욕조물에 넣고 반신욕을 한다. 하루 1~2회 정도 하되 시간은 20~30분 정도가 적당하다.

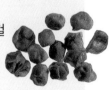

여성의 대하증 다스리는
용담초 반신욕

용담초 식물인 조엽용담의 뿌리와 근경을 말린 것으로 그 성질은 냉하고 쓴 맛이 난다.

이러한 용담초는 몸의 열을 내리고 습을 건조시키며 간의 화를 풀어주는 작용을 한다.

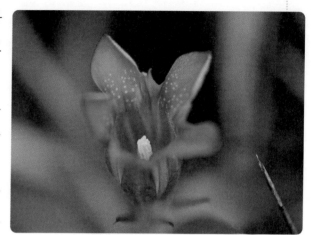

따라서 용담초는 습열에 의한 황달이나 대하증, 남성의 음낭이 붓고 아픈 증상을 개선하는 효과가 있다. 특히 여성의 음부소양증(가려움증)에 응용하면 효과가 크다.

포인트

용담초 반신욕 이렇게 하세요!

용담초 100g에 물 1.3ℓ 정도를 붓고 20~30분간 끓여서 약 500㎖ 정도의 약즙을 걸러낸다. 이렇게 만든 것을 욕조물에 넣고 반신욕을 하면 된다. 하루 1~2회 정도 하되 시간은 20~30분 정도가 적당하다.

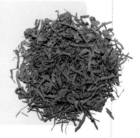

허리 · 무릎 시큰할 때 효과
우슬 반신욕

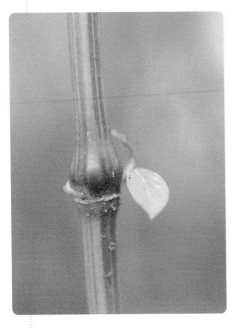

비름과 식물인 우슬의 뿌리를 말린 것으로 그 성질은 평하고 맛은 쓰고 시큼하다. 이러한 우슬은 혈액순환을 촉진하고 어혈을 제거한다. 간장과 신장을 보하며 근육과 뼈를 튼튼하게 한다. 또 몸의 수분대사를 돕고 피가 상체로 솟구치는 것을 예방한다.

따라서 우슬은 혈액순환이 정체되어 생긴 월경통이나 월경불순, 타박상 등에 응용하면 효과적이다. 또 간장과 신장의 부종으로 인해 허리, 무릎이 시큰하고 힘이 없는 증상에도 좋은 치료 효과를 나타낸다.

포인트

우슬 반신욕 이렇게 하세요!

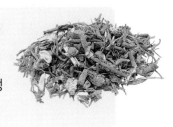

우슬 100g에 물 1ℓ를 붓고 20~30분간 끓여서 약 500㎖ 정도의 약즙을 걸러낸다. 이렇게 만든 것을 욕조물에 넣고 반신욕을 한다. 하루 1~2회 정도 하되 시간은 20~30분 정도가 적당하다.

혈액순환을 촉진한다!
육계 반신욕

녹나무과 식물인 육계는 한국 전통식품인 수정과의 재료로 쓰이는 약재 계피를 말한다. 주요 작용은 원기와 양기를 크게 보하고 비장과 위장을 덥게 하며 뭉쳐진 냉기를 제거하면서 혈맥을 소통시키는 약효를 가지고 있다.

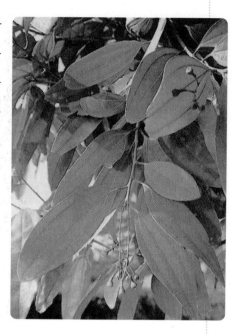

따라서 육계는 손발이 차거나 아랫배가 차고 엉덩이가 시린 사람들에게 아주 좋은 약재이다. 또 명문혈 쇠약을 다스리고 사지가 냉한 증상을 개선하는 효과가 있다.

따라서 맥박이 허약한 증상, 월경불순, 양기가 시들어 허탈해진 상태, 무릎이 냉하고 아픈 증상에 활용하면 좋은 약효가 있다.

☞포인트

육계 반신욕 이렇게 하세요!

육계 100g에 물 1ℓ를 붓고 20~30분간 끓여서 약 500㎖ 정도의 약즙을 걸러낸다. 이렇게 만든 것을 욕조물에 넣고 반신욕을 하면 된다. 하루 1~2회 정도 하며 시간은 20~30분 정도가 적당하다.

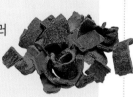

발기부전·성기능 저하에 효과
음양곽 반신욕

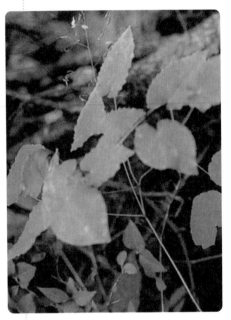

매자나무과 식물인 음양곽의 지상부분을 말린 것으로 그 성질은 덥고 매운 맛이 난다. 이러한 음양곽은 신장을 덥게 하고 양기를 강장시키며 풍과 습을 몰아내는 작용이 강한 한약재이다.

따라서 음양곽은 신장허약에 의한 남성의 발기부전이나 성기능 저하, 유정 그리고 조루증에 탁월한 효과가 있다. 또 허리와 무릎이 시큰하고 기력이 없으며 사지가 냉하고 추위를 많이 타는 증상도 개선시킨다.

특히 찬 기운과 습기에 의해 저리는 통증이나 손발에 쥐가 나며 저린 증상을 치료해준다.

☞포인트

음양곽 반신욕 이렇게 하세요!

음양곽 70g에 물 1.3ℓ를 붓고 20~30분간 끓여서 약 500㎖ 정도의 약즙을 걸러낸다. 이렇게 만든 것을 욕조물에 넣고 반신욕을 한다. 하루 1~2회 정도 하되 시간은 20~30분 정도가 적당하다.

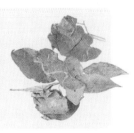

익모초 반신욕

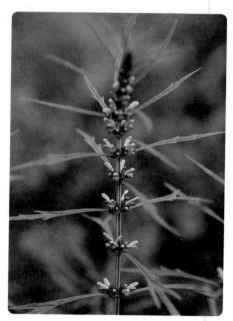

꿀풀과 식물인 익모초의 지상부분을 말린 것으로 그 성질은 약간 냉하고 맛은 매우면서 약간 쓰다.

주요 약효는 혈액순환을 촉진하고 어혈을 제거하며 인체의 수분대사를 조절하여 부종을 해소하는 효능이 있다.

또한 익모초는 월경불순이나 월경통, 산후 하혈에 좋은 효과가 있으며, 어혈이 정체되어 생긴 복통이나 타박상에도 적용하면 좋다.

따라서 어혈에 의한 통증이나 부종을 비롯해 소변 배출이 잘 안 되는 증상에도 쓰면 좋다. 이러한 익모초는 여성병에 특별한 효능이 있기 때문에 여성을 이롭게 한다는 뜻의 익모초란 이름을 얻게 된 유래를 가지고 있다.

■포인트

익모초 반신욕 이렇게 하세요!

건조시킨 익모초 50g에 물 2ℓ를 붓고 달여서 약즙 1300㎖ 정도를 걸러낸다. 그런 다음 약즙을 욕조에 넣고 반신욕을 한다. 하루 1~2회 정도 하되 시간은 20~30분 정도가 적당하다. 만약 약재 달이는 것이 번거롭다면 말린 익모초를 면주머니에 넣은 뒤 욕조물에 띄워놓고 반신욕을 해도 좋다.

토혈·출혈·요혈에 좋다!
적작약 반신욕

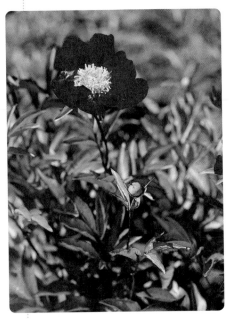

미나리아재비과 식물인 작약의 뿌리를 말린 것으로 그 성질은 약간 냉하고 쓴 맛이 난다. 이러한 적작약은 열을 내리고 피를 식히며 혈액순환을 촉진하여 어혈을 제거하는 효능이 있는 약재이다.

따라서 적작약은 피가 뜨거워지면서 멋대로 운행하여 빚어진 토혈이나 출혈, 요혈 등에 응용하면 좋은 효과가 있고 타박상이나 종기, 부스럼, 장염 등의 증상에도 쓰면 좋다.

특히 여성의 월경통이나 어혈 복통, 가슴과 옆구리의 통증에도 응용하면 효과가 있다.

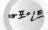

적작약 반신욕 이렇게 하세요!

적작약 100g에 물 1ℓ를 붓고 20분간 끓여서 약 500㎖ 정도의 약즙을 걸러낸다. 이렇게 만든 것을 욕조물에 넣고 반신욕을 하면 된다. 하루 1~2회 정도 하되 시간은 20~30분 정도가 적당하다.

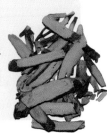

스트레스 훌훌~
죽엽(대나무 잎) 반신욕

대나무 잎을 말린 죽엽은 그 성질이 냉하고 단맛이 난다. 주요 약효는 열을 내리고 답답함을 제거하며 이뇨작용을 돕는다.

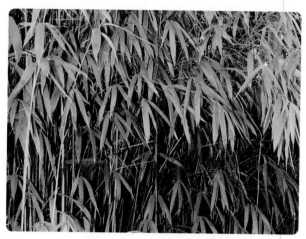

따라서 죽엽은 열병으로 인해 가슴이 답답하고 갈증이 나며 입술과 혀에 부스럼이 생기는 증상에 응용하면 좋다.

또 소변이 붉고 짧으며 찔끔거리고 통증이 있을 때에도 적용하면 좋은 효과를 기대할 수 있다. 소변이 잘 배설되도록 돕는 작용을 하기 때문이다.

특히 죽엽은 심장을 맑히고 답답함을 제거하므로 스트레스에 지친 현대인들이 응용하면 좋다. 심신을 상쾌하게 정화시켜 주는 약효가 뛰어나기 때문이다.

포인트

죽엽 반신욕 이렇게 하세요!

대나무 잎 말린 것 70g에 물 1.3ℓ를 붓고 20분 가량 끓여서 약 500㎖ 정도의 약즙을 걸러낸다. 이렇게 만든 것을 욕조물에 넣고 반신욕을 하면 된다. 하루 1~2회 정도 하되 시간은 20~30분 정도가 적당하다.

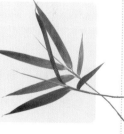

식욕부진 · 구토 증상 개선
창출 반신욕

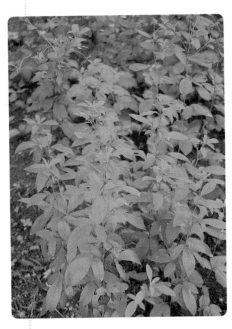

국화과 식물인 창출의 근경을 말린 것으로 그 성질은 덥고 쓴 맛이 난다. 이러한 창출은 인체내의 습을 제거하고 비장을 튼튼하게 한다. 또 눈을 밝게 하는 효능이 있다.

따라서 창출은 몸의 습이 비장과 위장을 가로막아 가슴과 명치 부위가 더부룩하고 답답하며 식욕부진에 속이 메스껍고 구토가 나는 증상을 다스린다.

특히 습열이 아래로 내려가 발이 붓고 무릎이 아프며 풍습으로 저리고 아픈 증상과 온몸의 관절통증 치료에도 효과가 있다.

특히 창출은 냄새가 향기로워 탁한 기운과 나쁜 냄새를 없애주는 작용을 갖고 있다.

 포인트
창출 반신욕 이렇게 하세요!

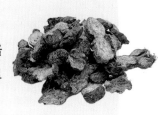

창출 100g에 물 1ℓ를 붓고 20~30분간 끓여서 약 500㎖ 정도의 약즙을 걸러낸다. 이렇게 만든 것을 욕조물에 넣고 반신욕을 하면 된다. 하루 1~2회 정도 하되 시간은 20~30분 정도가 적당하다.

어혈을 몰아낸다!
천초 반신욕

꼭두서니과 식물인 천초의 뿌리와 근경을 말린 것으로 그 성질은 냉하고 쓴 맛이 난다.

이러한 천초의 주요 약효는 뜨거워진 피를 식히고 출혈을 멎게 하며, 혈액순환을 촉진시켜 어혈을 없애주는 작용을 한다.

따라서 타박상이 잘 들고 조금만 부딪쳐도 멍이 잘 드는 여성들에게 추천할 만하다.

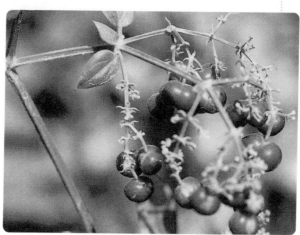

□포인트

천초 반신욕 이렇게 하세요!

천초 100g에 물 1ℓ를 붓고 20~30분간 끓여서 약 500㎖ 정도의 약즙을 걸러낸다. 이렇게 만든 것을 욕조물에 넣고 반신욕을 한다. 하루 1~2회 정도 하되 시간은 20~30분 정도가 적당하다.

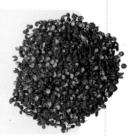

만성기관지염 심할 때
측백엽 반신욕

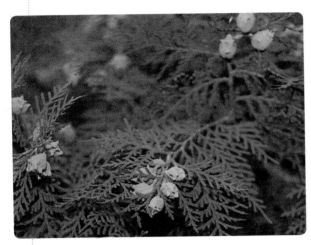

측백나무과 식물인 측백나무의 가지와 잎을 말린 것으로 그 성질은 약간 냉하고 맛은 쓰면서 떫다.

이러한 측백엽은 뜨거운 피를 식히며 지혈하는 효과가 있다. 또 가래를 삭히고 기침을 멎게 한다. 따라서 측백엽은 피가 뜨거워져 발생한 각혈이나 토혈, 출혈, 요혈, 하혈 등의 치료에 활용하면 좋은 효과를 볼 수 있다.

특히 외상출혈이나 지성 피부염, 노년기 만성 기관지염 치료에 써도 좋다.

측백엽 반신욕 이렇게 하세요!

측백엽 70g에 물 1.3ℓ를 붓고 20~30분간 끓여서 약 500㎖ 정도의 약즙을 걸러낸다. 이렇게 만든 것을 욕조물에 넣고 반신욕을 한다. 하루 1~2회 정도 하되 시간은 20~30분 정도가 적당하다.

각종 타박상에 좋은 효과
치자 반신욕

꼭두서니과 식물인 치자의 성숙한 과실을 말린 것으로 그 성질은 냉하고 쓴 맛이 난다. 이러한 치자는 열을 내리고 화를 배출하는 약효가 있다. 또 뜨거운 피를 식히면서 해독을 하고 몸의 습기를 제거하여 부어오른 것을 가라앉힌다.

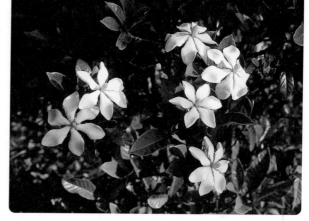

따라서 치자는 열병으로 가슴이 답답하고 눈이 충혈될 때 응용하면 좋다. 외과용으로 쓰면 부어오른 것을 가라앉히고 경락을 활성화 시키므로 각종 타박상 등의 치료에 좋은 효과를 나타낸다.

특히 치자는 성질이 가벼워 위로 올라가며 폐의 화를 배출하고 피부 표면의 열을 제거하므로 외부로부터 열병이 침입하여 속과 겉 모두에 열이 있을 때 이중으로 해소시키는 작용을 한다. 전통적으로 민간에서는 치자와 밀가루를 반죽하여 삐거나 타박상을 입은 부위에 붙여서 즉시 효과를 본 사례가 상당히 많았다.

포인트

치자 반신욕 이렇게 하세요!

치자 70g에 물 1ℓ를 붓고 20~30분 정도 끓여서 약 500㎖의 약즙을 걸러낸다. 이렇게 만든 것을 욕조물에 넣고 반신욕을 한다. 하루 1~2회 정도 하며 시간은 20~30분 정도가 적당하다.

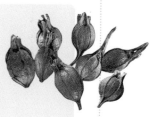

부종을 해소한다
택란 반신욕

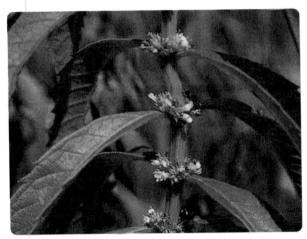

꿀풀과 식물인 쉽싸리의 지상부분을 말린 것으로 그 성질은 약간 따뜻하고 쓰며 신맛이 난다.

이러한 택란의 주요 약효는 혈액순환을 촉진하고 어혈을 제거하는 것이다. 또 인체내 수분대사가 원활히 이루어지도록 돕는 작용도 한다. 따라서 택란은 월경불순이나 월경통을 다스리고 산후어혈 복통이나 부종 증상을 개선하는 데 좋은 효과가 있다.

특히 비만 해소에 도움이 된다.

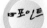포인트

택란 반신욕 이렇게 하세요!

택란 70g에 물 1.3ℓ를 붓고 20~30분간 끓여서 약 500㎖ 정도의 약즙을 걸러낸다. 이렇게 만든 것을 욕조물에 타서 반신욕을 한다. 하루 1~2회 정도 하며 시간은 20~30분 정도가 적당하다.

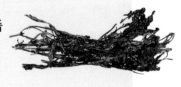

매독에 효과!
토복령 반신욕

백합과 식물인 민청미래덩굴의 근 경을 말린 것으로 그 성질은 평범하고 맛은 달면서 싱겁다.

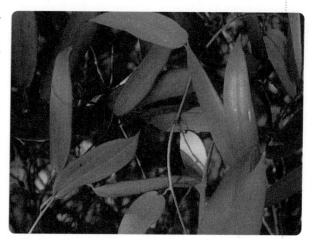

이러한 토복령은 몸의 열을 내리고 해독하며 습을 제거하면서 경락의 소 통을 돕는 작용을 한다.

따라서 토복령은 습열에 의한 독창 이나 성병 매독에 효과가 있고 뼈와 근맥이 경련을 일으키며 아픈 증세도 개선하는 효과가 뛰어나다.

포인트

토복령 반신욕 이렇게 하세요!

토복령 100g에 물 1.3ℓ를 붓고 20~30분간 끓여서 약 500㎖ 정도의 약즙을 걸러낸다. 이렇게 만든 것을 욕조물에 넣고 반신욕을 하면 된다. 하루 1~2회 정도 하되 시간은 20~30분 정도가 적당하다.

남성 성기능장애 개선
파극천 반신욕

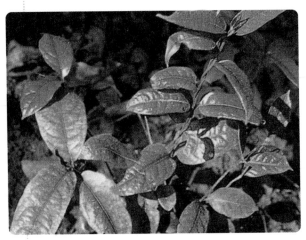

꼭두서니과 식물인 파극천의 뿌리를 말린 것으로 그 성질은 약간 따뜻하고 맛은 맵고 달다.

주요 약효는 신장의 기능을 보하고 근육과 뼈를 튼튼히 한다. 따라서 파극천은 남성의 성기능장애나 발기부전, 유정 등에 효과가 뛰어나다.

또한 건망증을 다스리고 허리나 무릎의 시큰한 통증에도 개선 효과를 나타낸다.

특히 어지럽고 정신이 피로할 때에도 비교적 좋은 효과가 있다. 이외에도 요실금이나 여성의 자궁 냉증에도 치료 효과가 뛰어나므로 각종 여성질병에 응용하면 매우 좋다.

파극천 반신욕 이렇게 하세요!

파극천 70g에 물 1ℓ를 붓고 20~30분간 끓여서 약 500㎖ 정도의 약즙을 걸러낸다. 이렇게 만든 것을 욕조물에 넣고 반신욕을 하면 된다.
하루에 1~2회 정도 하며 시간은 20~30분 정도가 적당하다.

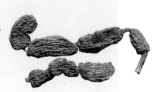

유행성 눈병에 좋은
패장 반신욕

마타리과의 여러해살이 풀인 패장은 몸의 열을 내리며 해독하는 약효가 있다. 또 종기를 가라앉히면서 고름 배출을 돕는 역할을 한다.

특히 이뇨작용이 있어 소변 불통 치료에 응용하며, 여성 부인병의 자궁어혈을 풀어주는데 탁월한 효과가 있다. 여름철 유행성 눈병에 패장의 뿌리 달인 물로 씻으면 가라앉는다.

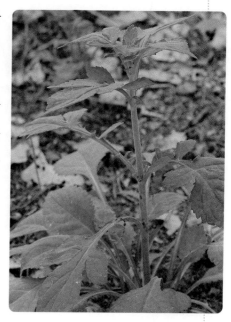

□포인트

패장 반신욕 이렇게 하세요!

패장 100g에 물 1ℓ를 붓고 20~30분간 끓여서 약 500㎖ 정도의 약즙을 걸러낸다. 이렇게 만든 것을 욕조물에 넣고 반신욕을 하면 된다. 하루 1~2회 정도 하되 시간은 20~30분 정도가 적당하다.

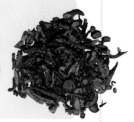

자궁병 · 성병에 좋은 효과
하고초

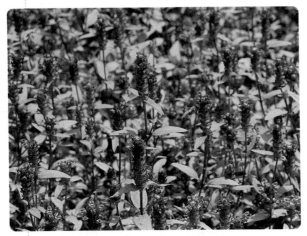

꿀풀과의 다년생 초본인 하고초는 열을 내리는 대표적인 청열약이다. 주요 약효는 간의 화를 내리고 뭉쳐진 것을 흐트러뜨리며 혈압을 내리는 작용을 한다.

평소 술을 즐기는 사업가들이 활용하면 좋은 효과가 있다.

특히 자궁염증, 월경불순, 임질, 성병 등 염증성 부인과 질환에 활용하면 매우 좋다.

포인트

하고초 반신욕 이렇게 하세요!

하고초 70g에 물 1.3ℓ를 붓고 20분간 끓여서 약 500㎖ 정도의 약즙을 걸러 낸다. 이렇게 만든 것을 욕조물에 넣고 반신욕을 하면 된다. 하루 1~2회 정도 하되 시간은 20~30분 정도가 적당하다.

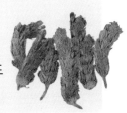

하수오 반신욕

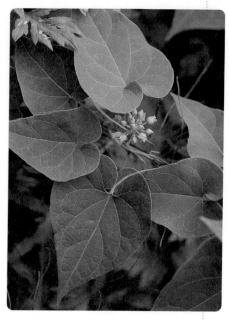

마디풀과 식물인 하수오의 덩이로 된 뿌리를 말린 것으로 그 성질은 약간 덥고 떫으며 쓴 맛이 난다.

이러한 하수오는 간장과 신장을 자양하고 보하며 정력을 돕고 혈액의 생성을 촉진하는 효과가 있다. 특히 장을 윤택하게 하여 대변의 배설을 돕기도 한다.

따라서 하수오는 평소 안색이 누렇고 현기증이 나며 불면증이 나타날 때 활용하면 좋은 효과가 있다. 또 머리가 빨리 희어지거나 허리, 무릎이 시큰하며 무기력한 증상에 응용해도 된다. 특히 뼈와 근육이 튼튼하지 못하고 장이 건조해서 생긴 변비나 임파선 결핵 등의 질환을 치료하는 효과가 크다.

포인트

하수오 반신욕 이렇게 하세요!

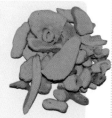

하수오 70g에 물 1ℓ를 붓고 20~30분간 끓여서 약 500㎖ 정도의 약즙을 걸러 낸다. 이렇게 만든 것을 욕조물에 넣고 반신욕을 하면 된다.

하루 1~2회 정도 하되 시간은 20~30분 정도가 적당하다.

몸이 붓는 증상 개선
향유 반신욕

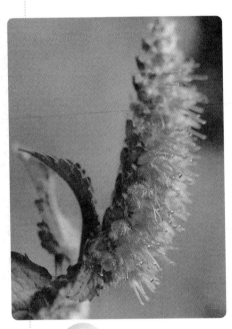

　꿀풀과의 일년생 풀인 향유는 우리나라 산야에서 비교적 흔하게 자라는 약초이다. 한방에서는 꽃이 필 때 전초를 말려 쓴다.

　주요 작용은 열을 외부로 발산하여 체표 병증을 몰아내고 더위와 습기를 해소하는 약효가 있다. 특히 몸의 수분대사를 원활하게 하여 부종을 가라앉히는 작용을 하므로 몸이 붓는 증상에 널리 활용하면 좋은 효과를 기대할 수 있다.

포인트

향유 반신욕 이렇게 하세요!

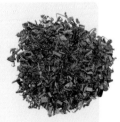

향유 80g에 물 1ℓ를 붓고 20~30분간 끓여서 500㎖의 약즙을 걸러낸다. 이렇게 만든 것을 욕조물에 넣고 반신욕을 한다. 하루 한 번 정도 하며 그 시간은 20~30분 정도로 하면 된다.

따끔따끔 목이 아플 때
형개 반신욕

꿀풀과 식물이자 1년생 초본인 형개의 지상부분을 말린 형개는 그 성질이 덥고 매운 맛이 난다. 주요 약효는 풍을 몰아내고 열을 발산시키며 지혈작용을 한다.

따라서 형개는 체표의 병증을 해소하고 인후를 부드럽게 풀어주며 통증을 가라앉히는 효능이 있다. 그러므로 노래를 많이 하는 가수나 성악가들이 활용하면 좋은 효과를 얻을 수 있다.

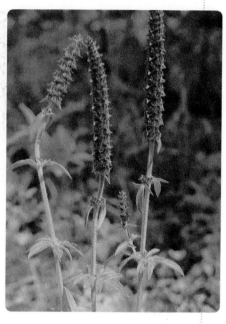

◆포인트

형개 반신욕 이렇게 하세요!

형개 50g에 물 1ℓ를 붓고 20~30분간 끓여서 500㎖의 약즙을 걸러낸다. 이렇게 만든 것을 욕조물에 넣고 반신욕을 하면 된다. 하루에 한 번 정도 하되 그 시간은 20~30분 정도가 적당하다.

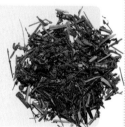

혈액순환 촉진
홍화 반신욕

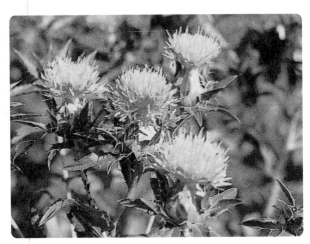

국화과 식물인 홍화의 꽃을 말린 것으로 그 성질은 덥고 매운 맛이 난다. 이러한 홍화는 혈액순환을 촉진하고 어혈을 제거하며 월경을 원활하게 소통시키는 작용을 한다.

따라서 홍화는 월경이 줄어들거나 또는 아예 없거나, 산후 어혈로 인한 복통 등의 치료에 응용하면 좋은 효과를 나타낸다. 또 어혈이 적체되어 빚어진 통증이나 관절의 시큰한 통증 등에도 응용하면 좋다.

특히 홍화는 한 가지만으로도 혈액순환을 촉진하고 어혈을 제거하는 효능을 나타내는 약재이다. 일반적으로 그 양을 적게 쓰면 혈액순환을 촉진하고 그 양을 많이 쓰면 어혈을 제거하는 것으로 알려져 있다.

포인트

홍화 반신욕 이렇게 하세요!

홍화 70g에 물 1.3ℓ를 붓고 20~30분간 끓여서 약 500㎖ 정도의 약즙을 걸러낸다. 이렇게 만든 것을 욕조물에 넣고 반신욕을 한다. 하루 1~2회 정도 하되 시간은 20~30분 정도가 적당하다. 만약 약재 달이는 것이 번거로울 때는 홍화를 면주머니로 싼 뒤 욕조물에 띄워 놓고 반신욕을 하면 된다.

비만 · 설사 · 황달 다스리는
황금 반신욕

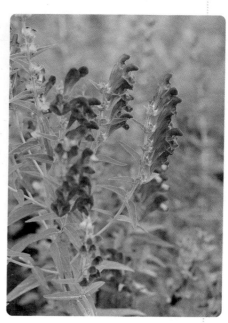

꿀풀과 식물인 황금의 뿌리를 말린 것으로 그 성질은 냉하고 쓴 맛이 난다. 이러한 황금은 열을 내리고 습을 건조시키는 약효가 있다. 또 화를 배출하면서 해독작용을 한다.

따라서 황금은 습기로 인하여 열이 나고 가슴이 답답하며 갈증은 있으나 물은 마시고 싶지 않은 증상에 주로 쓰인다.

또한 습열에 의한 비만을 다스리고 폐의 열로 인하여 기침이 나는 증상을 개선하며 각종 부스럼 등의 질환에도 응용하면 좋다.

특히 현대 약리학적으로 보면 황금에는 혈압을 내리고 이뇨작용을 도우며 세균 억제 작용이 있는 것으로 밝혀졌다.

포인트

황금 반신욕 이렇게 하세요!

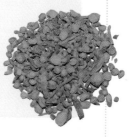

황금 100g에 물 1ℓ를 붓고 20~30분간 끓여서 약 500㎖ 정도의 약즙을 걸러 낸다. 이렇게 만든 것을 욕조물에 넣고 반신욕을 한다. 하루 1~2회 정도 하되 시간은 20~30분 정도가 적당하다.

권태 · 무기력증에 효과 최고!
황기 반신욕

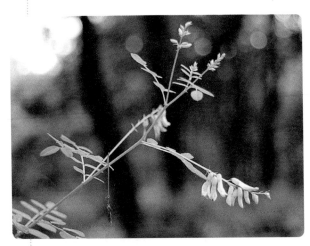

콩과 식물인 황기의 뿌리를 말린 것으로 그 성질은 약간 덥고 단 맛이 난다. 이러한 황기는 기를 보하고 양기가 솟게 하는 대표적인 보약재이다. 또 인체의 표면을 단단하게 하여 땀이 멎게 하며, 종기나 부스럼을 아물게 하고 세포의 재생을 촉진시킨다.

따라서 황기는 기가 허약하고 쇠약하며 매사 권태롭고 무기력한 증상을 개선하는 데 뛰어난 약효를 나타낸다.

약리학적으로 보면 황기에는 인체의 생리적 신진대사를 증강시키고 전신의 영양상태를 개선시키며 면역기능과 항병독 감염의 능력을 높여주어 정상적인 심장에 대하여 수축작용을 강화시켜 준다.

특히 중독이나 피로로 인하여 쇠약해진 심장에 대해서는 강심작용이 더한층 두드러지게 나타난다.

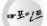

황기 반신욕 이렇게 하세요!

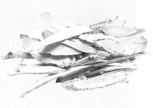

황기 100g에 물 1ℓ를 붓고 20~30분간 끓여서 약 500㎖ 정도의 약즙을 걸러낸다. 이렇게 만든 것을 욕조물에 넣고 반신욕을 하면 된다. 하루 1~2회 정도 하되 시간은 20~30분 정도가 적당하다.

비만 · 고혈압 · 가슴 답답증에 효과
황련 반신욕

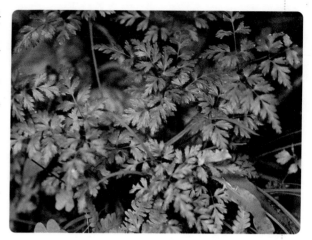

미나리아재비과 식물인 황련의 근경을 말린 것으로 그 성질은 냉하고 쓴 맛이 난다. 이러한 황련은 몸의 열을 내리고 습을 건조하게 하는 약효가 있다. 또 몸의 화기를 배출시키면서 해독하는 작용이 있다.

따라서 황련은 몸에 습열이 꽉 차 있고 가슴 속이 답답하며 열이 나면서 더부룩한 증상에 효과가 있다. 특히 심장의 화로 인한 불면증과 고혈압, 비만 치료에 효과가 크다.

🔘 포인트

황련 반신욕 이렇게 하세요!

황련 100g에 물 1ℓ를 붓고 20~30분간 끓여서 약 500㎖의 약즙을 걸러낸다. 이렇게 만든 것을 욕조물에 붓고 반신욕을 하면 된다. 하루 1~2회 정도 하되 시간은 20~30분 정도가 적당하다.

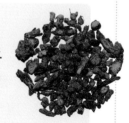

여성의 음부 통증 다스리는
황백 반신욕

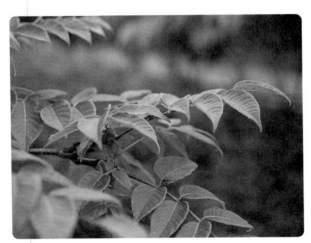

운향과 식물인 황백나무의 근피를 말린 것으로 그 성질은 냉하고 쓴 맛이 난다.

이러한 황백은 열을 내리고 습을 건조시키는 약효가 있다. 또한 화기를 배출시키고 해독하며 몸의 들뜬 열을 내리게 한다.

따라서 황백은 습열로 인해 빚어진 설사나 습열 황달에 효과가 있다. 또 소변을 찔끔거리거나 여성의 대하증, 음부의 통증을 개선하는 데도 좋은 약효를 나타내며, 특히 발과 무릎의 통증을 완화하고 무기력증을 개선하는 효과가 크다.

포인트

황백 반신욕 이렇게 하세요!

황백 100g에 물 1ℓ를 붓고 20~30분간 달여서 약 500㎖ 정도의 약즙을 걸러낸다. 이렇게 만든 것을 욕조물에 넣고 반신욕을 한다. 하루 1~2회 정도 하되 시간은 20~30분 정도가 적당하다.

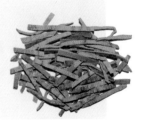

헛배 부름증에 좋다!
후박 반신욕

후박은 황목련 나무가지 껍질을 벗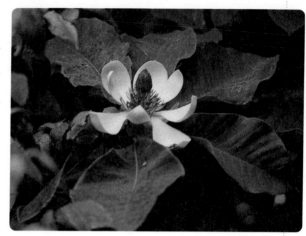겨 말린 것이다. 그 성질은 따뜻하고 맵고 쓴 맛이 난다. 이러한 후박은 주로 몸의 기를 원활히 운행시키고 습한 기운을 건조시키며 적체를 해소하는 효능이 있다.

따라서 후박은 체내의 습한 기운이 비장과 위장을 가로막고 명치와 배가 더부룩하며 헛배가 불러오는 증상에 응용하면 좋은 효과를 볼 수 있다. 특히 천식을 가라앉히는 효능도 있다.

포인트

후박 반신욕 이렇게 하세요!

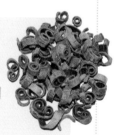

후박 100g에 물 1ℓ를 붓고 20~30분간 끓여서 약 500㎖ 정도의 약즙을 걸러낸다. 이렇게 만든 것을 욕조물에 넣고 반신욕을 하면 된다. 하루 1~2회 정도 하되 시간은 20~30분 정도가 적당하다.

제 3 장

내 몸의 질병 고치는
한약재 반신욕의 '힘'

한약재 반신욕을 하면

가벼운 감기부터

각종 여성질환,

피부질환, 류마티스질환

등 다양한 질병 치료에

효과가 있다.

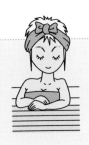

시시콜콜 잘 걸린다!

감기 낫는 한약재 반신욕

누구나 시시콜콜 잘 거리는 가장 흔한 질병이 감기이다. 한의학에서는 감기의 발생 원인이 풍사(風邪)가 인체 속에 침범하면서 유발된다고 본다.

임상에서 나타나는 주요 현상은 코막힘, 콧물, 재채기, 기침, 두통, 오한, 발열, 전신의 무력감 등이다.

이 병은 일년내내 발병하지만 특히 봄과 겨울철에 비교적 많이 발생하는 경향이 있다.

이러한 감기의 병세는 심한 것과 가벼운 정도의 차이가 있는데 가벼운 것은 대부분 해당 계절의 기후에 의해 발생되며 일반적으로 감기 또는 코감기라고 한다.

그런 반면 심한 경우는 대부분 해당 계절이 아닌 때 발생하는 경향을 보인다. 즉 병독에 의해 감염된 것으로 독감이라고 한다.

그러나 어느 특정 계절이나 어느 특정 시기에 널리 유행하면서 그 증상도 대부분 비슷한 경우가 있는데 이것을 가리켜 유행성 감기 또는 유행성 독감이라고 부른다.

이러한 감기는 비교적 후유증이 적으며 열이 날 때는 휴식을 취해야 한다. 특히 끓인 물을 자주 많이 마시는 것이 좋다. 음식은 싱겁게 먹고 기름기가 많고 매우며 열이 많은 음식은 피하는 것이 좋다.

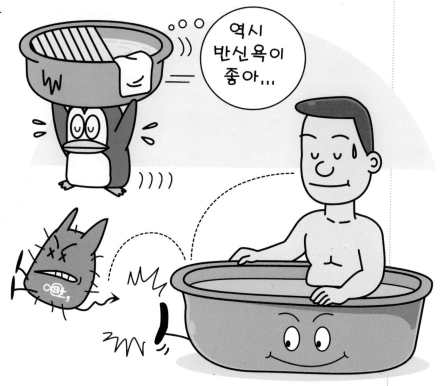

증상 따라 처방 달리해야
좋은 효과

한의학에서는 인체가 외부의 나쁜 기운에 침범당하는 때를 기가 허약한 때로 보고 있다. 인체에 혈기가 부족하고 저항력이 떨어져 있으면 외부의 나쁜 기운이 그 틈을 타고 피부로 침입한다. 또한 인체가 나쁜 기운에 대응할 수 없게 되었을 때인체의 방어력이 무너지면서 감기가 발병하게 되는 것이다.

이러한 감기에는 반신욕이 아주 좋은 치료법이 될 수 있다. 대개 감기에 걸리면 목욕을 하지 말라고 권하지만 이것은 사실이 아니다.

물론 전신욕을 하는 것은 그리 좋지 않다. 그러나 명치 아랫 부분인 하반신만 물에 담가 몸속의 냉기를 몰아내는 반신욕은 감기를 근본적으로 치료해주는 효과가 크다.

특히 감기 치료에 좋은 약효를 가진 한약재를 활용해 반신욕을 하면 상당한 치료 효과를 얻을 수 있다.

형개방풍탕

형개 · 방풍 · 천궁 · 강활 · 독활 · 시호 · 박하 · 길경 · 지각 · 복령 · 감초 · 생강 각각 10g.

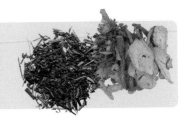

이상의 약재에 물 2*l*를 붓고 20분 정도 끓여서 약 1300㎖ 정도의 약즙을 걸러낸다. 이렇게 만든 것을 욕조물에 넣고 반신욕을 하면 된다.

단, 이때 상반신에도 약물을 끼얹어주면서 씻어내는 것이 좋다. 하루 1~2회 정도 하되 한 번 할 때 소요되는 시간은 20~30분 정도가 적당하다.

이 처방은 풍과 한기를 흐트러뜨리고 몰아내는 효능이 있다. 또 외부로 나타난 증상을 해소하고 열을 내리게 하는 작용이 있다. 따라서 유행성 독감이나 초기 감기에 널리 응용하면 좋다.

마황탕

마황 · 박하 · 형개 · 방풍 · 생강 각각 25g.

이상의 약재에 물 2*l*를 붓고 20분 정도 끓여서 약 1300㎖ 정도의 약즙을 걸러낸다. 이렇게 만든 것을 욕조 물에 넣고 반신욕을 하면서 온몸을 문지른다.
하루 1~2회 정도 하되 한 번 할
때 소요되는 시간은 20~30분 정
도가 적당하다.

이 처방의 성격은 맵고 발산시
키는 약효가 있으므로 체표의 열
을 해소시키고 풍과 한기를 흐트
러뜨리며 몰아낸다. 따라서 유행

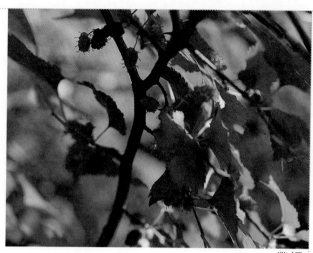
뽕나무

성 독감이나 일반 감기 몸살에 응용하면 좋은 효과를 볼 수 있다.

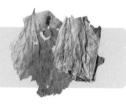

처방 3 뽕잎탕
뽕잎 · 국화 · 박하 · 형개 각각 30g.

이상의 약재에 물 2*l*를 붓고 20분간 끓여서 약 1300㎖ 정도의 약즙을 걸러낸다.
이렇게 만든 것은 욕조물에 넣고 반신욕을 한다. 특히 반신욕을 할 때는 약물로 온
몸을 문질러 주는 것이 좋다. 하루 1~2회 정도 하되 한 번 할 때 소요되는 시간은
20~30분 정도가 적당하다.

이 처방은 맵고 차가운 성질이 있으므로 인체의 외부에 병이 있는 증상을 해소하
고 풍을 몰아내며 열을 내리는 효능이 있다. 따라서 가벼운 몸살 감기를 개선하는
효과를 기대할 수 있다.

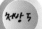

곽향탕

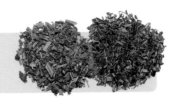

곽향 · 향유 · 강활 · 소엽 · 후박 각각 25g.

이상의 약재에 물 2*l*를 붓고 20분간 끓여서 약 1300㎖ 정도의 약즙을 걸러낸다. 이렇게 만든 것은 욕조물에 붓고 반신욕을 한다. 이때 전신을 문질러주면 더욱 좋다. 하루 1~2회 정도 시행하되 한 번 할 때 소요되는 시간은 20~30분 정도가 적당하다.

이 처방은 열기를 식히고 신체 표면의 증상을 해소하며 향기로 습한 기운을 풀어주는 효능이 있다. 따라서 여름철에 잘 걸리는 몸살 감기에 응용하면 좋다.

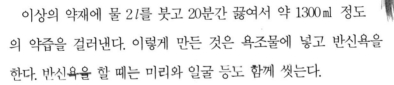

마황계지탕

마황 · 계지 · 생강 · 자소엽 · 감초 각각 25g.

이상의 약재에 물 2*l*를 붓고 20분간 끓여서 약 1300㎖ 정도의 약즙을 걸러낸다. 이렇게 만든 것은 욕조물에 넣고 반신욕을한다. 반신욕을 할 때는 머리와 일굴 등도 함께 씻는다.

이 처방은 땀이 나게 하여 체표 증상을 해소하고 맵고 더운 성질로 한기를 몰아내는 효능이 있다. 따라서 초기 감기나 경미한 증상에 좋은 효과가 있다.

방풍형개탕

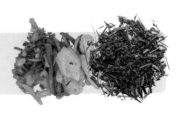

형개 · 방풍 · 백지 · 시호 · 강활 · 독활 · 생강 각각 20g.

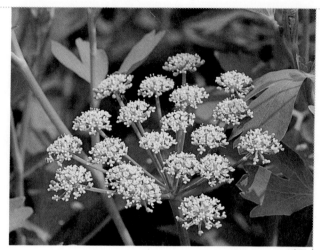

방풍

　이상의 약재에 물 2*l*를 붓고 20분간 끓여서 약 1300㎖ 정도의 약즙을 걸러낸다. 이렇게 만든 것을 욕조물에 붓고 반신욕을 한다. 이때 머리나 얼굴 등의 부위도 같이 씻는 것이 좋다. 하루 1~2회 정도 하되 한 번 할 때 소요되는 시간은 20분 정도가 적당하다.

　이 처방은 맵고 더운 약성으로 체표 증상을 해소하고 풍을 몰아내며 경락을 소통시키는 효과가 있다. 따라서 시간이 어느 정도 경과한 몸살 감기에 응용하면 좋은 효과가 있다.

처방 7
갈근황련탕

향유 · 곽향 · 자소 · 박하 · 형개 · 갈근 · 황련 · 감초 각각 15g.

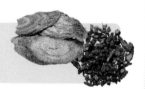

　이상의 약재에 물 2*l*를 붓고 20분간 끓여서 약 1300㎖ 정도의 약즙을 걸러낸다. 이렇게 만든 것을 욕조물에 넣고 반신욕을 한다. 하루 1~2회 정도 하되 한 번 할 때 소요되는 시간은 20~30분 정도가 적당하다.

　이 처방은 몸의 열을 내리고 더위를 해소하며 향기로 습을 없애주는 약효가 있다. 따라서 더위와 습기에 의해 유발된 몸살 감기에 효능이 있다.

자소엽탕

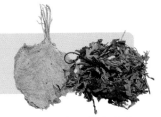

자소엽 · 애엽 · 대파 줄기 각각 40g.

　이상의 약재에 물 2*l*를 붓고 20분간 끓여서 약 1300㎖ 정도의 약즙을 걸러낸다. 이렇게 만든 것을 욕조물에 붓고 반신욕을 하면서 땀을 낸다. 하루 2회 정도 하되 한 번 할 때 소요되는 시간은 20~30분 정도가 적당하다.

　이 처방은 약재의 맵고 더운 성질로 체표 증상을 개선시켜 주고 풍과 한기를 몰아내므로 욱신욱신 쑤시는 몸살 감기에 좋은 효과가 있다.

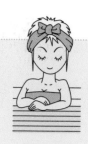

콜록콜록 고통스럽다!
기침 낫는 한약재 반신욕

기침은 호흡기 질환에서 흔하게 볼 수 있는 증상이다. 주로 외부로부터 감염되어 들어오거나 내부 손상 등 여러 가지의 원인에 의해 폐기능이 제 기능을 잃게 되면 폐의 기가 위로 역행하면서 기침을 유발하게 된다.

이 병의 발생 원인을 살펴보면 외부 병원균의 침입에 의한 기침과 내부 손상에 의한 기침으로 나눌 수 있다.

이 가운데 외부 감염에 의한 기침은 외부로부터 병원균이 폐에 침입하여 빚어진 것으로 이때 나타나는 주요 증상은 기침이 위주로 나타난다.

내부 손상에 의한 기침은 대부분 폐와 신장의 허약과 비장 허약으로 인해 습이 생긴 데다 간의 화가 폐에 침범하여 발생하는 경우가 대부분이다.

이러한 기침은 상호흡기 감염, 기관지염, 기관지 확장, 폐렴, 폐결핵 등에서 주로 나타난다.

총체적으로 본다면 외부 감염의 기침은 대부분 짧은 시간 내에 치유가 되고 내부 손상에 의한 기침도 일반적으로 치료가 쉽다.

그러나 일부 환자는 자주 반복적으로 재발되면서 폐기종으로 전이되는 경우가 있는데 이렇게 되면 비교적 치료하기가 까다롭고 병세가 종종 오랫동안 만성화 되면서 잘 낫지 않게 된다.

이러한 기침 증상을 개선하는 데 있어 한약재 반신욕은 손쉽게 활용할 수 있는 자연요법 중 하나다.

 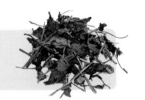

어성초탕

어성초 120g.

이 약재에 물 2ℓ를 붓고 20분간 끓여서 약 1300㎖ 정도의 약즙을 걸러낸다. 이렇게 만든 것을 욕조물에 붓고 반신욕을 한다. 하루 2회 정도 하되 한 번 할 때 소요되는 시간은 20~30분 정도가 적당하다.

이 처방은 폐를 맑히면서 기침을 멎게 하는 효능이 있다. 따라서 각종 형태의 기침에 적용된다. 특히 외부 감염으로 인해 유발된 기침에 효과가 뛰어나다.

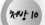

넝쿨잎탕

오이넝쿨·수세미넝쿨·호박넝쿨·버드나무잎·소나무잎·아카시아나무잎·복숭아나무잎 각각 20g.

이상의 약재에 물 2ℓ를 붓고 20분간 끓여서 약 1300㎖의 약즙을 걸러낸다. 이렇게 만든 것을 욕조물에 붓고 반신욕을 하면 된다.

하루 한 번 하되 한 번 할 때 소요되는 시간은 20~30분 정도가 적당하다.

이 처방은 폐의 열을 발산시키고 기를 내려 기침을 멎게 하는 효능이 있다. 따라서 만성 기침 치료에 응용하면 좋은 효과가 있다.

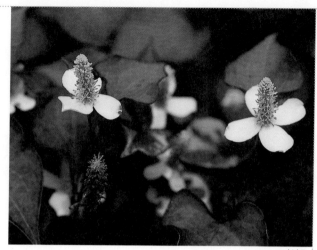

어성초

처방 11

마황탕

마황 · 어성초 · 세신 각각 40g.

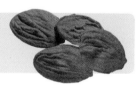

이상의 약재를 면주머니에 넣은 뒤 물 2*l*를 붓고 20분간 끓여서 약 1300㎖ 정도의 약즙을 걸러낸다. 이렇게 만든 것을 욕조물에 붓고 반신욕을 한다. 하루 1~2회 정도 하되 한 번 할 때 소요되는 시간은 20~30분 정도가 적당하다.

이 처방은 폐의 기운을 발산시켜 내리게 하며, 기침과 천식을 가라앉히는 효능이 있다. 따라서 만성기관지염에 의해 유발된 기침 치료에 좋은 효과를 나타낸다.

처방 12

도인탕

통후추 · 도인 · 행인 · 치자씨 각각 30g.

이상의 약재에 물 2*l*를 붓고 20분간 끓여서 약 1300㎖ 정도의 약즙을 걸러낸다. 이렇게 만든 것을 욕조물에 넣고 반신욕을 한다. 하루 1~2회 정도 시행하되 한 번 할 때 소요되는 시간은 20~30분 정도가 적당하다.

이 처방은 폐의 기능을 돕고 신장을 다지며 기침과 천식을 가라앉히는 효능이 있다. 따라서 오랜 기침에 담이 많고 천식 증상이 있는 경우에 응용하면 좋은 효과를 볼 수 있다.

상백피반하탕

처방 13

상백피 · 반하 · 백강잠 · 담남성 · 패모 각각 25g.

이상의 약재에 물 2*l*를 붓고 20분간 끓여서 약 1300㎖ 정도의 약즙을 걸러낸다. 이렇게 만든 것을 욕조물에 부어서 반신욕을 20~30분간 한다.

이 처방은 폐의 열에 의한 기침으로 가래가 많은 천식 증상을 개선하는 데 좋은 효과가 있다.

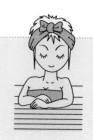

지긋지긋 괴롭대!
천식 다스리는 한약재 반신욕

천식은 비교적 흔하게 볼 수 있는 재발성 질병이다. 한의학에서는 천식을 효천(哮喘)이라고 하는데 여기서 말하는 효는 목안에서 소리가 나는 것이고, 천은 호흡곤란을 나타낸다.

이 두 가지는 항상 동시에 나타나는데 그 발병원인과 병세도 대체로 유사하기 때문에 일반적으로 통칭해서 효천이라고 부른다.

이 병의 주요 증상은 호흡이 급박하고 목안에서 가랑가랑 소리가 난다는 것이다. 심지어 입을 벌린 채 어깨가 들썩거려지면서 반듯하게 누울 수가 없을 정도가 되기도 한다.

이러한 천식은 기관지천식, 천식성 기관지염, 그리고 폐기종 등의 병증을 포괄하고 있다.

처음 증상이 발생했을 때 그 치료는 몸의 나쁜 기운인 사기를 몰아내는 방법을 위주로 한다. 그런데 만일 치료 시기를 놓쳐버려 오랫동안 기침과 천식이 지속되면

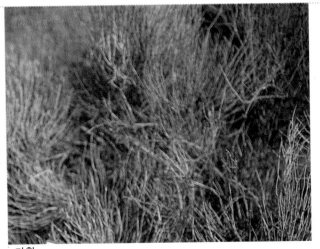
마황

폐기능에 손상을 초래할 수 있고 또한 비장과 폐의 기능에도 영향을 미치면서 비장 기능의 허약으로 가래가 생긴다. 신장기능 또한 기를 수렴할 수가 없어 병이 보다 완고해지고 치료하기도 쉽지 않게 된다.

이러한 천식 치료에도 한약재 반신욕을 활용하면 좋은 효과를 기대할 수 있다.

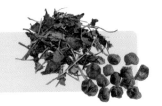

처방 14

어성초탕

어성초 · 들깨 · 오미자 · 침향(나중에 넣는다) 각각 30g.

이상의 약재에 물 2ℓ를 붓고 20분간 끓여서 약 1300㎖ 정도의 약즙을 걸러낸다. 이렇게 만든 것을 욕조물에 붓고 반신욕을 한다. 매일 밤 잠자기 1시간 전에 한 번씩 하되, 시간은 20~30분 정도가 적당하다. 반신욕을 할 때는 상반신도 약재 물로 씻어주면 좋다. 특히 등부분을 마사지하듯 약재 물로 씻어준다.

이 처방은 가래를 몰아내고 기를 내리며 천식을 가라앉히는 효능이 있다. 따라서 천식 발작기에 응용하면 좋은 효과가 있다.

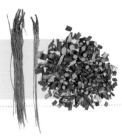

처방 15

소청룡탕

마황 · 계지 · 백작약 · 세신 · 반하 · 오미자 · 감초 각각 20g, 생강 7쪽.

이상의 약재에 물 2ℓ를 붓고 20분간 끓여서 약 1300㎖ 정도의 약즙을 걸러낸다. 이렇게 만든 것을 욕조물에 넣고 반신욕을 한다. 윗몸 특히 등 부위를 문지르며 씻어 주는 것이 좋다. 하루 1~2회 정도 하며 한 번 할 때 소요되는 시간은 20~30분 정도가 적당하다.

이 처방은 신체의 표면 증상을 해소하고 폐의 열을 발산시키며 천식을 가라앉히는 효능이 있다. 따라서 천식 발작기 증상 개선에 좋은 효과를 나타낸다.

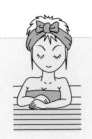

잘 낫지 않는 고질병

위통에서 벗어나는 한약재 반신욕

　비록 별 대수롭지 않게 여기는 증상 가운데 하나이지만 쿡쿡 아파오는 통증은 결코 가볍지 않다. 위통을 두고 하는 말이다.

　복부 위쪽의 명치 부위에 종종 통증이 발생하는 것이 주요 증상이다. 때로는 옆구리와 등부위까지 당기게 되거나 명치 부위가 더부룩하고 답답하며 속이 미식거리고 구토 증세가 나타나기도 한다. 소화가 잘 안 되고 입맛이 없어지며 트림이 나오거나 신물이 올라온다.

　대변에는 설사기가 있거나 혹은 변비 증상이 나타나고 심지어 피를 토하거나 대변 출혈 등의 증상도 동반한다.

　이러한 위통은 한기가 위장에 정체되어 나타나는 경우도 있고 음식에 의한 위장 손상, 혹은 간장의 기가 위장을 침범했을 때 발생한다. 특히 어혈이 위장에 정체되어도 위통은 발생할 수 있다.

　이러한 위통은 임상에서 아주 흔하게 볼 수 있는 일종의 병증으로 양방의학에서

말하는 급·만성 위염이나 위십
이지장궤양, 위암, 위신경 과민
증 등이 포함된다.

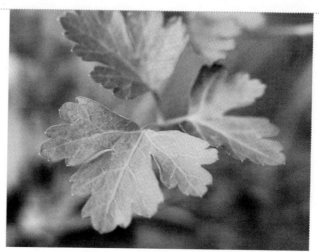
쑥

그 원인은 대부분 무절제한 음
식 섭취나 정서적인 자극, 충격
등과 연관이 있다.

따라서 이 병을 예방하려면 특
히 정신적인 면과 음식의 적절한
조절이 무엇보다 중요하다.

이러한 위통을 치료하는 한약재 반신욕은 주로 소통을 위주로 하며, 이때 손쉽게
활용할 수 있는 한약재 반신욕 처방을 소개하면 다음과 같다.

육계향부자탕

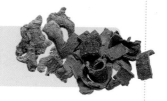

건강·육계·향부자 각각 40g.

이상의 약재에 물 2l를 붓고 20분간 끓여서 약 1300㎖ 정도의 약즙을 걸러낸다.
이렇게 만든 것을 욕조물에 넣고 반신욕을 한다. 특히 이때 약물을 명치 부위에 끼
얹으며 가볍게 문질러주면 더욱 좋다.

하루 1~2회 정도 하되 한 번 할 때 소요되는 시간은 20~30분 정도가 적당하다.

이 처방은 위장을 덥게 하여 한기를 몰아내고 기를 다스려 통증을 멎게 하는 효
능이 있다.

따라서 한기가 몸 안에 쌓이거나 비장과 위장이 허약하고 냉한 형태의 위통으로

명치 부위에 갑자기 격렬한 통증이 나타날 때 응용하면 좋은 효과를 기대할 수 있다.

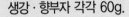
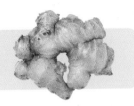

향부자 생강탕

생강·향부자 각각 60g.

생강은 얇게 썰고 향부자는 굵게 부수어서 솥에 넣은 뒤 물 2ℓ를 붓고 20분간 끓여서 약 1300㎖ 정도의 약즙을 걸러낸다. 이렇게 만든 약즙을 욕조물에 부어서 반신욕을 하면 된다. 이때 수건에 약즙을 적셔서 명치 부위를 가볍게 문질러 준다. 이 방법을 하루 1~2회 정도 하되 한 번 할 때 소요되는 시간은 20~30분 정도가 적당하다.

이 처방은 기의 운행을 원활히 하고 통증을 멎게 하는 효능이 있다. 따라서 은근한 통증을 동반한 위통 개선에 좋은 효과가 있다. 또 배는 고프지만 음식이 먹고 싶지 않고 입안이 마르며 변비 증상을 동반한 위통 증상에 아주 좋다.

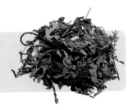

약쑥탕

약쑥 20~50g.

약쑥에 물 2ℓ를 붓고 20분간 끓여서 약 1300㎖의 약즙을 걸러낸다. 이렇게 만든 것을 욕조물에 붓고 온도를 적절히 맞춘 뒤 반신욕을 한다. 이때 명치 부위를 계속 주무르며 약물로 씻어주면 더욱 좋은데 통증이 완화될 때까지 시행한다.

하루 1~2회 정도 하되 시간은 20~30분 정도가 적당하다.

이 처방은 위장을 덥게 하여 한기를 몰아내는 효능이 있다. 따라서 우리 몸에 한기가 정체되어서 빚어진 위장의 냉통증으로 맑은 물을 토하며 위통을 호소하는 증상에 응용하면 좋은 효과를 볼 수 있다.

특히 이 병은 무절제한 음식 섭취와 정신적인 충격 등과 연관이 깊기 때문에 예방에는 특히 정신적인 면과 음식의 조절에 주의를 기울여야 한다.

이밖에도 만성적인 위통이나 반복적인 발작을 일으키는 위통에는 온천수, 유황온천수, 라듐온천수 등 온천욕을 자주 하는 것도 좋다.

온천욕은 하루 한 번씩 행하되 한 번 할 때 소요되는 시간은 30분~1시간 정도가 좋다. 약 1개월 정도 꾸준히 해주면 좋은 효과를 얻을 수 있다.

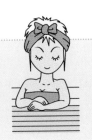

사르르 사르르 고통스럽대!

복통이 낫는 한약재 반신욕

복통은 가장 흔하게 겪는 증상 가운데 하나로 명치부위 이하 치골에서 위쪽으로 올라간 부위에 통증이 발생한 증상을 말한다.

임상에서 증세를 변별할 때는 주로 발병 원인, 통증 부위, 통증의 성질 등을 주요 근거로 하여 한증, 열증, 허증, 실증의 복통으로 진단한다.

일반적으로 본다면 실증의 통증은 누를 수 없을 정도로 아프고 허증의 통증은 누르면 통증이 가시고 시원해신다. 배가 부를 때 아프면 실증이고 배가 고플 때 아프면 허증이다.

또 뜨거운 것이 복부에 닿아서 통증이 완화되면 한증이고, 냉기가 닿아 통증이 완화되면 열증이다.

특히 기기 정체되년 복부에 더부룩한 통증이 있고 통증도 일정 부위에만 있는 것이 아니다.

그런 반면 어혈이 정체되면 뱃속에 찌르는 듯한 통증이 한 지점에 고정돼 있게 된다.

이러한 복통은 임상에서 매우
흔한 질병이며, 의학적 관점에서
보자면 만성췌장염, 급·만성 복
막염, 급·만성 장염, 대장 경련,
위장·대장 신경과민증 등이 여
기에 포함된다.

복통이 발생하면 각기 다른 대

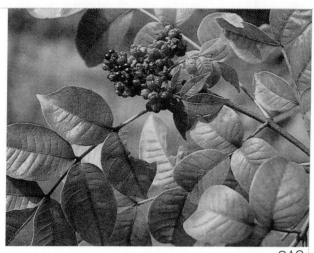

오수유

처법을 써야 한다. 예를 들어 허증과 냉증에 의해 유발된 복통일 때는 음식이 달고
따끈한 것을 섭취해야 하고 식체로 인해 빚어진 복통일 때는 음식을 절제해야 한
다.

또 격렬한 복통 또는 통증이 멎지 않을 때는 가만히 누워서 쉬어야 한다. 특히
안색이 창백하고 식은땀을 흘리며 사지가 냉하고 맥박이 약하면서 복통을 동반할
때는 가급적 빨리 전문의의 진단을 받아보는 것이 좋다.

이러한 복통을 개선하는 한약재 반신욕은 주로 순기 활혈을 원칙으로 한다. 이때
주로 활용되는 반신욕 처방을 소개하면 다음과 같다.

처방 19

오수유회향탕

오수유·회향 각각 60g.

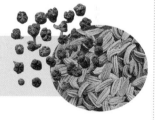

이상의 약재에 물 2ℓ를 붓고 20분간 끓여서 약 1300㎖ 정도의 약즙을 걸러낸다.
이렇게 만든 것을 욕조물에 넣고 반신욕을 한다. 이때 수건으로 복부를 문질러준다.

매일 2회 정도 하되 한 번 할 때 소요되는 시간은 20~30분 정도가 적당하다.

이 처방은 몸의 한기를 몰아내고 통증을 멎게 하는 효능이 있다. 따라서 허냉성 복통에 좋은 효과를 나타낸다. 예를 들어 배가 가끔씩 아프거나 지속적으로 아프면서 따뜻한 것을 대면 시원하고 누르면 통증이 감소되는 복통이나 정신이 나른하고 기운이 없으며 숨이 차는 등의 복통에 적용하면 좋다.

무씨 생강탕

무씨 · 생강 · 파(뿌리째) 각각 40g, 소주 1/2병.

이상의 약재 세 가지에 물 2*l*를 붓고 20분간 끓여서 약 1300㎖ 정도의 약즙을 걸러낸다. 이렇게 만든 것을 욕조물에 붓는다. 그런 다음 소주를 섞은 뒤 온도가 적절하면 반신욕을 한다.

이때 복부를 오른쪽에서 왼쪽으로 문질러준다. 하루 1~2회 정도 하되 한 번 할 때 소요되는 시간은 20~30분 정도가 적당하다.

이 처방은 몸의 기를 원활히 운행시키고 통증을 멎게 하는 작용이 있다. 따라서 기가 적체되어 발생한 복통으로 헛배가 부르고 답답한 통증이 돌아다니다가 화를 내면 더욱 심해지는 증상에 응용하면 좋다. 특히 방귀가 나오면 통증이 다소 완화되고 입맛이 없으며 소화가 잘 안 되는 복통에 적용하면 보다 효과적이다.

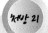

진피지실탕

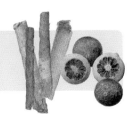

진피 · 지실 · 목향 각각 40g.

이상의 약재를 면주머니로 싼 뒤 솥에 넣는다. 그런 다음 물 2 *l*를 붓고 20분간 끓여서 약 1300㎖ 정도의 약즙을 걸러낸다. 이렇게 만든 것을 욕조물에 넣고 반신욕을 한다. 하루 한 번씩 하되 한 번 할 때 소요되는 시간은 20~30분 정도가 적당하다.

이 처방은 기를 다스리고 통증을 멎게 하는 효능이 있다. 따라서 기가 적체된 복통으로 배가 아프며 답답하고 더부룩하면서 통증이 돌아다닐 때 응용하면 좋다. 특히 정신적으로 조급하여 복통이 심해지는 증상에 적용하면 보다 효과적이다.

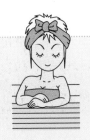

누구나 한 번쯤은…

구토 다스리는 한약재 반신욕

누구나 한 번쯤은 겪어보았을 구토는 한방에서 토역(吐逆)이라고 부른다. 이는 대부분 음식 또는 가래 등이 위장 속에서 상부로 치솟아오르면서 나타나는 증상이다.

이 병의 발병 원인은 대체로 두 가지로 나눌 수 있다. 그 하나는 음식이나, 외부에서 일어난 나쁜 사건으로, 혹은 정서적인 억울함이 생겨 위장을 침범할 때 발병하는 것으로 병세의 기간이 비교적 짧은 경우이다.

또다른 하나는 비장과 위장의 허냉증 또는 위장의 기능이 약하여 정상적인 기능을 하지 못하면서 생기는 경우로 병세가 비교적 오래 지속된다.

일반적으로 가벼운 구토 증상은 대부분 치유가 잘 되는 편이다. 그러나 비장과 위장의 허약과 손상으로 인해 빚어진 경우라면 잘 낫지 않는다. 특히 구토로 음식을 제대로 먹을 수가 없으면서 몸이 야위어지고 위장과 비장이 허약하게 될 때는 치료하기가 매우 어렵다.

이런 경우를 제외하고 가벼운 구토 증상을 다스리는 가정 요법의 하나로 한약재 반신욕을 활용하면 좋은데 이때는 위장의 기능을 조화롭게 하고 치밀어 오르는 것을 내려가게 하는 것이 주된 원칙이다. 손쉽게 활용할 수 있는 한약재 반신욕 처방을 소개하면 다음과 같다.

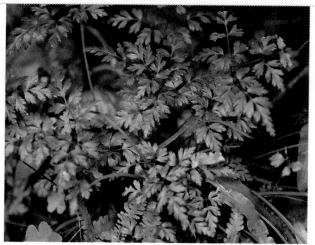
황련

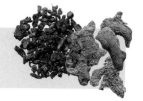

처방 22 황련건강탕

후추 · 녹두 · 황련 · 건강 각각 30g.

이상의 약재에 물 2*l*를 붓고 20분간 끓여서 약 1300㎖ 정도의 약즙을 걸러낸다. 이렇게 만든 것을 욕조물에 넣고 반신욕을 한다.

이때 주로 명치와 복부를 마사지 해주는 것이 좋고 물이 식으면 뜨거운 물을 더 부어서 반신욕을 한다.

하루 한 번씩 하되 한 번 시행할 때 소요되는 시간은 20~30분 정도가 적당하다.

이 처방에 쓰인 약재 중 매운 맛을 가진 약재는 위장의 기가 올라가게 하고 쓴 맛을 지닌 약재는 기가 내려가게 하여 위장의 기능을 조화롭게 하는 효과가 있다. 그 결과 구토를 멎게 한다.

따라서 이 처방은 각종 유형의 구토증, 특히 과음과 과식 후에 빚어진 구토, 설사에 좋은 효과가 있다.

 처방 23 **육두구생강탕**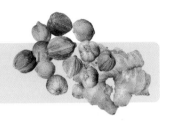

육두구 · 생강 각각 60g.

이상의 약재에 물 2l를 붓고 20분간 끓여서 약 1300㎖ 정도의 약즙을 걸러낸다.
이렇게 만든 것을 욕조물에 넣고 반신욕을 한다.

이때 복부와 명치 부위를 열이 나도록 문질러주면 좋다. 하루 1~2회 정도 행한다.

이 처방은 위장을 덥게 하고 한기를 몰아내며 치밀어 오르는 것을 내려 구토를
멎게 하는 효능이 있다. 따라서 위장의 기능이 냉해서 빚어진 구토증에 좋은 효과
를 나타낸다.

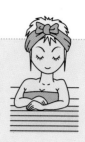

화장실 문턱이 닳는대!
설사병 낫는 한약재 반신욕

참으로 난감한 증상이 바로 설사병이다. 설사는 대변 배출 횟수가 많아지고 배설되는 변이 희멀건색을 띄거나 물처럼 쏟아져내리는 것이 주요 증상이다.

이 병은 일년 사계절 어느 때고 발생되지만 특히 여름과 가을철에 주로 많이 나타나는 경향이 있다.

이러한 설사병은 흔한 질병이며, 심한 설사로 인하여 기운이 쇠약해졌거나 오랜 설사로 비장과 신장이 쇠퇴한 나머지 음과 양이 허약해지는 특별한 상황만 제외하면 대체로 한약재 반신욕을 활용할 경우 좋은 치료 효과를 볼 수 있다.

설사를 멈추게 하는 한약재 반신욕의 치료 원칙은 비장을 튼튼하게 하는 것과 신장을 따뜻하게 하는 것을 위주로 한다. 주로 응용되는 한약재 반신욕 처방을 소개하면 다음과 같다.

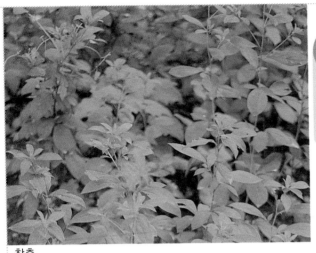
창출

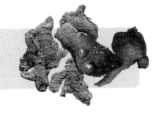

처방 24

창출탕

창출·후박·진피·
오미자·건강·목향 각각 20g.

이상의 약재에 물 2ℓ를 붓고
20분간 끓여서 약 1300㎖ 정도의
약즙을 걸러낸다. 이렇게 만든
즙을 욕조물에 넣고 반신욕을 한

다. 이때 배와 배꼽 부위를 문지른다. 시간은 매회 20~30분 정도가 적당하며 하루
1회 정도 한다.

이 처방은 비장을 튼튼하게 하고 몸의 습을 몰아내며 대장을 수렴시켜 설사를 멎
게 하는 효능이 있다.

따라서 냉과 습, 허약과 냉증 등으로 인해 발생한 설사 증상에 뛰어난 효과가 있
다.

처방 25

부자건강탕

포생강·부자·익지인·정향 각각 30g.

이상의 약재에 물 2ℓ를 붓고 20분간 끓여서 약 1300㎖ 정도의 약즙을 걸러낸다.
이렇게 만든 것을 욕조물에 붓고 반신욕을 한다. 하루 1~2회 정도 하되, 시간은
20~30분 정도가 적당하다. 이때 윗몸도 약재물을 끼얹어 주면서 문질러 주면 좋다.

이 처방은 비장과 신장을 따뜻하게 보하고 대장을 수렴하여 설사를 멎게 하는 효

능이 있다. 따라서 이 처방은 비장과 신장의 양기가 허약하여 발생한 새벽 설사에 효과적이다.

오동나무잎탕

오동나무 잎 50g.

오동나무 잎에 물 2*l*를 붓고 20분간 끓여서 약 1300㎖ 정도의 약즙을 걸러낸다. 이렇게 만든 것을 욕조물에 붓고 반신욕을 한다. 매일 두번 하면 좋다.

이 처방은 몸의 열을 내리고 해독하며 습을 없애고 설사를 그치는 효능이 있다.

> ※보너스 정보
> 이 반신욕 처방을 활용할 때 만약 오동나무 잎을 구하기가 쉽지 않을 때는 무화과 나뭇잎 50g 을 달여서 반신욕을 해도 설사를 낫게 하는 효과가 있다.

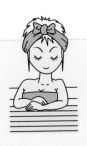

지긋지긋한 불쾌감

변비 낫는 한약재 반신욕

　현대인들의 건강을 위협하는 요소는 참으로 많다. 변비도 그 중의 하나다. 내변이 막히고 배설이 잘 안 되는 불통상태로 배변 시간이 길어지거나 대변을 보고 싶어도 배설이 안 되는 병증을 말한다.

　이러한 변비는 대부분 대장의 기능에 이상이 생겨서 변이 장 속에 너무 오랫동안 정체됨으로써 발생하게 된다. 그 결과 변의 수분이 재흡수되어 변이 건조해지고 딱딱하게 되어 대변 배설이 잘 안 되는 것이다.

　대다수 변비 환자는 3~5일 또는 7~8일만에 겨우 대변을 한 번 배설하는 편이며 심지어 15일 동안 대변을 배설하지 못하는 경우도 종종 있다.

　일부 환자에 있어서는 대변 배출 간격이 정상적이지만 변이 건조하여 배출하기가 어려운 경우도 있다. 또 어떤 경우는 대변의 질은 그다지 딱딱하지 않지만 몸의 기혈이 너무 허약하여 대변을 배출시킬 힘이 없거나 말끔히 배설이 안 되는 경우도 있다.

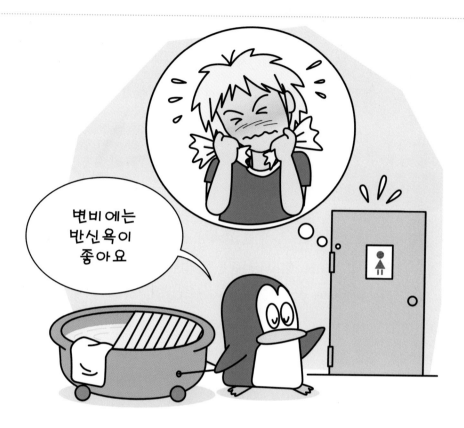

이러한 변비는 무엇보다 미리미리 예방하는 것이 가장 중요하다. 변비를 예방하려면 음식물 섭취가 중요한데 기름진 것, 튀기고 볶은 것, 매운 것, 음주 등을 너무 과다하게 섭취하지 말아야 한다. 또 냉하거나 찬 것, 날 것 등의 섭취를 피하고 과식도 금물이다.

그 대신 잡곡이나 채소를 많이 먹고 물도 많이 마셔야 한다. 일상생활에서는 활동을 많이 하여 기혈의 소통을 원활히 해야 한다. 특히 정해진 시간에 화장실 가는 습관을 들이고 정신적·정서적인 자극을 피하면서 즐겁고 유쾌한 기분으로 살아가야 한다.

특히 변비가 심하다고 하여 함부로 약물을 남용해서는 안 된다. 자칫 잘못하면 변비가 더욱 심해지면서 몸의 정기를 훼손시킬 수 있다.

이러한 변비 증상을 개선하는 한약재 반신욕 처방을 소개하면 다음과 같다.

처방 27
대나무잎탕
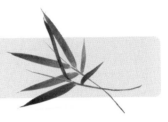

대나무 잎·무청 각각 60g.

대나무 잎을 솥에 넣고 물 2*l*를 부어 센 불에서 잠시 끓인 뒤 여기에 무청을 넣고 20분 정도 더 끓여 약 1300㎖ 정도의 약즙을 걸러낸다.

이렇게 만든 것을 욕조물에 붓고 반신욕을 시행한다. 하루에 한 번씩 하되, 시간은 20~30분 정도가 적당하다.

이 처방은 몸의 열을 내리고 대변을 소통시키는 효능이 있어 변비 증상에 좋은 효과가 있다.

처방 28
생강쑥소금탕
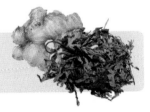

생강·약쑥·소금 각각 40g.

이상의 재료 중에서 생강과 약쑥에 물 2*l*를 붓고 20분간 끓여서 약 1300㎖ 정도의 약즙을 걸러낸다. 이렇게 만든 것을 욕조물에 넣는다. 그런 다음 소금을 넣어 녹인 뒤 반신욕을 한다. 이때 아랫배를 약물로 문질러준다. 아랫배 피부가 붉어지도록 문질러 주는 것이 좋다.

이 한약재 반신욕은 하루에 두 번 행하되 한 번 할 때 소요되는 시간은 20~30분 정도가 적당하다.

이 처방은 비장과 위장을 덥게 하고 적체된 것을 소통시켜 대변의 배출이 원활하도록 도와주는 역할을 한다.

따라서 습관성 변비에 늘 응용하면 좋은 효과를 본다.

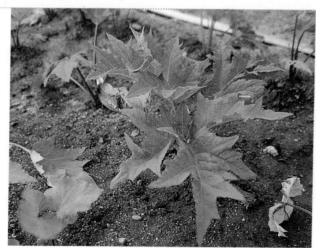

대황

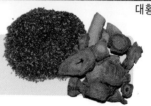

처방 29

마인탕

호마인 · 대황 · 의이인 각각 40g.

이상의 약재에 물 2*l*를 붓고 20분간 끓여서 약 1300㎖ 정도의 약즙을 걸러낸다. 이렇게 만든 것을 욕조물에 부어서 반신욕을 한다. 하루 1~2회 정도 하되, 시간은 20~30분 정도가 적당하다.

이 처방은 몸의 열을 내리고 적체를 해소하며 대장의 기능을 원활히 하여 대변 배출을 도와준다.

따라서 증상이 완고한 노인성 변비나 산후 진액 고갈로 인해 빚어진 변비 증상에 응용하면 좋은 효과를 볼 수 있다.

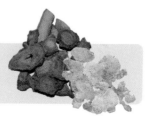

처방 30

초황조각탕

대황 · 망초 · 조각 각각 40g.

이상의 약재에 물 2*l*를 붓고 20분간 끓여서 약 1300㎖ 정도의 약즙을 걸러낸다. 이렇게 만든 것을 욕조물에 붓고 반신욕을 한다.

이때 약물로 배꼽과 복부를 문질러주면 보다 효과적이다. 하루에 두 번 하면 좋고 시간은 20~30분 정도가 적당하다.

이 처방은 몸의 열을 내리고 화를 식혀주며 대장을 윤택하게 하여 대변을 소통하는 작용을 한다. 따라서 열이 뭉쳐져서 발생한 변비 증상에 응용하면 좋다.

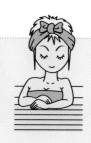

반갑지 않은 불청객
이질 다스리는 한약재 반신욕

행여 물을 갈아 먹거나 상한 음식을 먹었을 때 자칫 집단적으로 발생하기 쉬운 질병이 바로 이질이다.

주요 증상은 대변 횟수가 많아지고 복부에 통증이 있다. 또 변이 마려우면서 항문에 묵직한 통증을 동반한다. 증상이 심해지면 피가 섞인 대변이 나오기도 한다.

이러한 이질은 주로 습열 또는 병독이 몸에 침입하여 유발된다. 또한 정신적인 충격이 몸에 영향을 주거나 상한 음식을 섭취하여 유발되기도 한다.

이러한 이질을 치료하는 데 있어서 활용되는 한약재 반신욕은 몸의 열을 내리고 해독하면서 몸의 습을 제거하는 방법을 사용한다.

특히 찬기운과 습이 만나 발생된 것이라면 한기를 몰아내야 하고, 허약하고 한증일 때는 비장과 위장을 따뜻하게 덥혀주고 보호해 주는 방법을 써서 치료한다.

이때 주로 활용하면 좋은 한약재 반신욕 처방을 소개하면 다음과 같다.

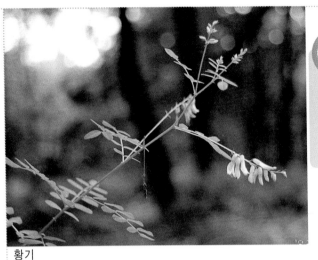

황기

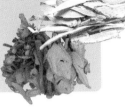

처방 31

황기방풍탕

황기·방풍·

지각 각각 40g.

이상의 약재에 물 2*l*를 붓고 20분간 끓여서 약 1300㎖ 정도의 약즙을 걸러낸다. 이렇게 만든 것을 욕조물에 붓고 물의 온도를 적절히 해서 반신욕을 한다. 이때 항문을 씻어주고 하루에 한 번씩 하는 것이 좋다.

이 처방은 비장을 든든하게 하고 몸의 습을 몰아내며 기의 운행을 순조롭게 하여 적체를 해소하는 효능이 있다.

따라서 몸이 허약하고 냉하여 발생한 이질이 오래도록 낫지 않고 피가 섞여나오며 항문이 묵직한 증상에 응용하면 좋다.

오매탕

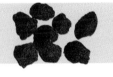

오매 120g.

위의 약재에 물 2*l*를 붓고 20분간 끓여서 약 1300㎖ 정도의 약즙을 걸러낸다. 이렇게 만든 약즙이 뜨거울 때 항문 부위에 김을 쏘이고 온도가 어느 정도 내려가면 욕조물에 붓고 반신욕을 한다.

매일 1회 하되 시간은 20~30분 정도가 적당하다.

이 처방은 수렴작용으로 이질을 치료하는 효능이 있다. 따라서 이질이 오랫동안 낫지 않으면서 항문이 묵직하고 더부룩한 증상에 응용하면 좋은 효과를 기대할 수 있다.

처방 33
오동잎천초탕
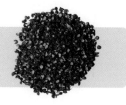
오동잎 · 천초 각각 60g.

이상의 약재에 물 2l를 붓고 20분간 끓여서 약 1300㎖ 정도의 약즙을 걸러낸다.

이렇게 만든 것을 욕조물에 붓고 반신욕을 한다. 하루 1~2회 정도 하되 시간은 20~30분 정도가 적당하다.

이 처방은 몸의 열을 내리고 해독하며 어혈을 제거하여 이질을 낮게 하는 효과가 있다. 따라서 갑자기 발생한 이질과 멎지 않는 설사에 응용하면 좋다.

처방 34
오수유쑥탕
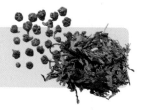
오수유 · 쑥 각각 60g.

위의 약재에 물 2l를 붓고 20분간 끓여서 약 1300㎖ 정도의 약즙을 걸러낸다. 이렇게 만든 것을 욕조물에 붓고 반신욕을 시행한다.

이 처방은 습열형 이질과 기타 이질에 응용하면 좋은 효과를 볼 수 있다.

이질의 급성기일 때는 반드시 격리 치료를 하여 전염을 차단해야 한다. 음식과 물은 깨끗한 것을 먹고 마시는 것이 무엇보다 중요한 예방 조치이다.

평소 운동과 음식을 조심하고 항상 청결을 유지하는 것도 많은 도움이 된다.

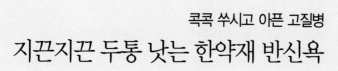

콕콕 쑤시고 아픈 고질병
지끈지끈 두통 낫는 한약재 반신욕

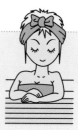

임상에서 가장 흔하게 접할 수 있는 자각증상 가운데 하나가 바로 두통이다.

이는 대부분 외부감염이나 내부 손상에 의한 각종 질병이 머리를 아프게 하는 것이 주요 증상이다.

한의학에서는 두통이 발생하는 원인이 매우 다양한 것으로 보고 있다. 예를 들어 풍과 한기, 습열 등 각종 질병을 일으키는 데 직·간접적으로 관여하는 요소들이 모두 두통을 유발시킬 수 있다고 보고 있다.

또 불필요한 담과 어혈이 기혈운행을 막아도 생길 수 있으며 기가 허약하고 혈의 부족으로 뇌수에 영양공급을 하지 못해도 두통이 발생할 수 있다.

이러한 두통은 사실 유발원인이 매우 복잡하기 때문에 만약 반복적이고 참기 어려운 두통이 나타나면 반드시 전문의의 진단을 받아야 한다. 자칫 큰 병의 전주곡으로 두통이 나타나기도 하기 때문이다.

그렇지 않고 가끔씩, 참을 수 있을 정도의 통증으로 가볍게 나타나는 두통의 경우는 한약재 반신욕을 통해서도 얼마든지 좋은 효과를 볼 수 있다.

특히 두통은 외부 자극에 의해 생기는 경우가 비교적 많기 때문에 평소의 건강 관리가 아주 중요하다.

만약 두통이 격렬해지면 조용한 환경에서 누워 휴식하고, 또 차가운 물수건이나 소금으로 볶은 부자를 천에 싸서 아픈 부위를 문질러도 두통을 완화시키는 데 도움이 된다. 특히 두통 증상을 개선시키는 데 있어 한약재 반신욕은 가장 손쉽게 응용할 수 있는 자연요법이다.

황기상지탕

황기 · 상지 · 우슬 · 백작약 · 초두충 · 당삼 · 당귀 · 석결명 각각 15g.

먼지 석결녕에 물 1 *l*를 붓고 20분 정도 끓이다가 나머지 약재를 넣고 물 1 *l*를 더 부은 뒤 20분간 끓여서 약 1300㎖ 정도의 약즙을 걸러낸다. 이렇게 만든 것을 욕조물에 붓고 반신욕을 한다. 하루에 한 번씩 하며 시간은 20~30분 정도가 적당하다. 물의 온도가 내려가면 뜨거운 물을 부어 온도를 높이면 된다.

이 처방은 기혈이 허약한 고혈압 환자의 두통에 응용하면 좋은 효과가 있다.

생강오수유탕

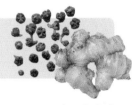

오수유 · 생강 각각 60g, 식초 100ml.

오수유와 생강에 물 2*l*를 붓고 20분간 끓여서 약 1300㎖ 정도의 약즙을 걸러낸다. 이렇게 만든 것을 욕조물에 붓고 식초를 넣은 뒤 반신욕을 한다. 하루 1~2회

정도 하며 시간은 20~30분 정도
가 적당하다.

이 처방은 현기증이 나고 가슴
속이 답답하며 짜증이 나면서 밤
에 잠을 제대로 못 자는 두통 증
상에 적용된다. 특히 고혈압과
고혈압성 두통에도 효과가 좋다.

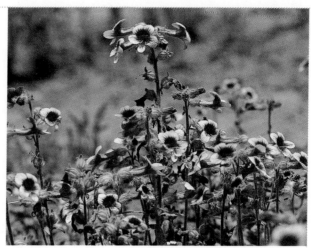

지황

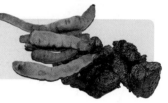

처방 37

지황탕

생지황 · 숙지황 · 산수유 각각 40g, 소금 1스푼.

이상의 약재에 물 2ℓ를 붓고 20분간 끓여서 약 1300㎖ 정도의 약즙을 걸러낸다.
이렇게 만든 것을 욕조물에 붓고 소금을 넣은 뒤 반신욕을 시행한다.

이 처방은 각종 두통을 다스리고 현기증이 나며 허리, 무릎이 시큰한 통증, 몸이
나른하고 무기력하며 귀가 울리는 등의 고혈압 증상에 효과가 있다.

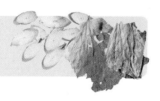

처방 38

상지상엽탕

상지 · 상엽 · 충위자 각각 40g.

이상의 약재에 물 2ℓ를 붓고 20분간 끓여서 약 1300㎖ 정도의 약즙을 걸러낸다.
이렇게 만든 것을 욕조물에 붓고 온도가 38~40℃ 정도가 되면 반신욕을 한다. 하
루 1~2회 정도 하되 시간은 20~30분 정도가 적당하다.

이 처방은 풍을 해소하고 간의 열을 내리며 경락을 소통하여 통증을 멎게 하는 효능이 있다. 따라서 외부로부터 침입한 풍열로 인해 유발된 두통이나 간의 양기가 치솟아 오르면서 유발된 두통 증상에 응용하면 좋은 효과를 볼 수 있다. 특히 고혈압성 두통이나 현기증을 개선하는 효과도 있다.

보너스정보

임상에서 두통을 일으키는 원인은 참으로 많다. 그러므로 먼저 발병 원인을 찾아내어 원인질환을 먼저 치료하는 것이 중요하다. 한약재 반신욕은 두통이 발생했을 때 응급조치법으로 응용하면 좋다. 특히 잘 낫지 않는 만성 두통을 개선하는 작용이 있기도 하다. 만약 반신욕을 해도 효과가 나타나지 않을 때는 약재 복용과 함께 병행 치료를 해야 한다.

현기증 · 어지럼증 낫는 한약재 반신욕

눈앞에 안개가 낀 듯 아찔해지면서 아득해지는 증상이 바로 현기증과 어지럼증이다.

좀더 세분해 보자면 현기증은 눈앞이 아찔하거나 캄캄해지면서 시야가 모호해지는 것을 가리키고, 어지럼증은 자신과 주위의 사물이 빙글빙글 돌고 있음을 느끼며 제대로 서 있을 수가 없는 상태를 말한다. 이 두 가지는 항상 동시에 존재하는 특성을 보인다.

한의학에서는 이를 현운증이라고 하는데 대부분 간장의 병증에 속해 있으며 풍과 화, 담, 허 등 여러 가지 원인으로 발병된다고 보고 있다.

현대의학에서는 현기증과 어지럼증이 여러 가지 병증에 의해 유발될 수 있다고 본다. 예를 들면 고혈압이나 저혈압, 빈혈을 비롯해 머리에 외상을 입어도 이러한 증상이 나타날 수 있다는 것이다.

현기증과 어지럼증은 일단 그 증상이 나타나면 서둘러 치료를 해야 하고 적절한 휴식이 절대적으로 필요하다.

이때 한약재 반신욕을 활용하는 것도 증상 개선에 도움이 된다.

조구등빙편탕

조구등 100g, 빙편 약간.

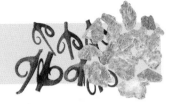

조구등을 가위로 잘게 자른 뒤 솥에 넣고 물 2*l*를 부은 뒤 20분간 끓여서 약 1300㎖ 정도의 약즙을 걸러낸다. 이렇게 만든 것을 욕조에 붓는다. 한편 빙편은 천으로 싸서 욕조에 담근다. 온도가 적절해지면 반신욕을 한다. 아침과 저녁에 각각 한 번씩 하고 시간은 20~30분 정도가 적당하다.

이 처방은 간장을 편안하게 하고 간의 양기를 점잖게 하는 효능이 있다. 따라서 간의 양기가 치솟아 오르면서 발생한 고혈압성 현기증과 어지럼증에 좋은 효과가 있다.

참외넝쿨탕

참외넝쿨 · 오이넝쿨 · 수박넝쿨 각각 40g.

이상의 약재에 물 2*l*를 붓고 20분간 끓여서 약 1300㎖ 정도의 약즙을 걸러낸다. 이렇게 만든 것을 욕조물에 붓고 반신욕을 한다. 하루 1~2회 정도 하되 시간은 20~30분 정도가 적당하다.

이 처방은 간의 부담을 줄이고 양기를 눌러준다. 따라서 고혈압성 현기증과 어지럼증에 응용하면 좋다.

상기생탕

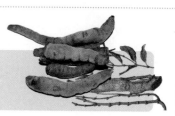

생지황 · 상기생 각각 60g.

이상의 약재를 면주머니에 넣은 뒤 솥에 넣고 물 2*l*를 부어 20분간 끓여서 약 1300㎖ 정도의 약즙을 걸러낸다. 이렇게 만든 것을 욕조물에 붓고 반신욕을 시행한다. 하루에 1회 정도 하되 시간은 20~30분 정도가 적당하다.

이 처방 또한 간장과 신장을 자양하고 보하는 효능이 있어 정혈부족에 의한 현기증이나 어지럼증을 다스린다. 또 고혈압성 어지럼증에도 효과가 있다.

하고초탕

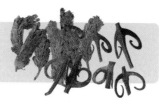

하고초 · 조구등 · 상엽 · 국화 각각 30g.

이상의 약재에 물 2*l*를 붓고 20분간 끓여서 약 1300㎖ 정도의 약즙을 걸러낸다. 이렇게 만든 것을 욕조물에 붓고 반신욕을 시행한다. 하루 1~2회 정도 하며 시간은 20~30분 정도가 적당하다.

이 처방은 간의 기능을 편안하게 해주며 고혈압을 개선하는 효과가 있다. 따라서 고혈압으로 인해 발생한 어지럼증을 치료하는 데 응용하면 좋다.

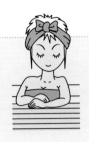

죽음의 복병

중풍 후유증 다스리는 한약재 반신욕

노년기를 두렵게 만드는 대표적인 질병이 바로 중풍이다. 뇌졸중이라고 하는 이 병은 대부분 근심과 걱정, 분노, 무절제한 음식 섭취, 과음, 무리한 성생활 등이 그 원인으로 알려져 있다.

한의학에서는 이러한 원인들로 인해 오장육부의 음양조화가 상실되고 기혈이 혼란을 일으켜서 발생되는 것으로 보고 있다.

임상에서는 갑자기 혼절하고 입과 눈이 돌아가며 반신불수 등이 주요 증상으로 나타나고 있다. 때로는 혼절과 의식불명은 없고 한쪽 몸만 마비되는 경우가 종종 생긴다.

중풍이 무서운 것은 발병률과 사망률, 그리고 반신마비가 되는 비율이 모두 높기 때문이다.

이러한 중풍에 대한 변별은 급성기와 후유증기로 나눌 수 있다. 여기서 말하는 급성기는 일반적으로 의식변화가 없으며 병세가 비교적 가벼운 시기부터 의식불명

상태를 보이는 중증까지 포함된다. 이러한 급성기에는 한약재 반신욕이 도움이 되지 않는다.

그러나 중풍은 대부분 반신마비라는 후유증을 남기는데 이때 한약재 목욕처방을 활용하면 증상 완화에 상당한 도움이 된다.

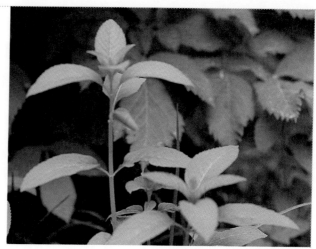

박하

박하탕

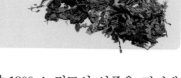

박하 · 쑥 · 형개 · 전호 각각 30g.

이상의 약재에 물 2ℓ를 부은 뒤 20분간 끓여서 약 1300㎖ 정도의 약즙을 걸러낸다. 그런 다음 얼굴을 천으로 가린 뒤 그 김을 10분 가량 쏘이면서 땀이 나게 한다.

이때 만약 약즙의 온도가 내려가면 얼굴 부위를 3분간 씻는다. 매일 밤 잠자리에 들기 전에 한 번씩 한다.

이 처방은 풍을 몰아내고 담, 즉 가래를 삭히며 경락을 덥게 하여 소통시키는 효능이 있다.

따라서 안면신경이 마비된 구안와사 환자가 얼굴을 씻는 세욕법으로 활용하면 증상 개선에 도움이 된다.

모과상지탕

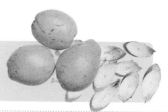

모과 · 상지 · 당귀 · 황기 · 적작약 · 천궁 · 홍화 각각 20g.

이상의 약재에 물 2ℓ를 부은 뒤 20분간 끓여서 약 1300㎖ 정도의 약즙을 걸러낸다. 이렇게 만든 것을 욕조물에 붓고 반신욕을 시행한다. 반신욕을 할 때는 윗몸의 마비된 부위를 약물로 씻어주도록 한다. 하루에 1~2회 정도 하되 시간은 20~30분 정도가 좋다.

이 처방은 기를 북돋아주고 혈액순환을 촉진하며 경락을 소통시키는 효능이 있다. 따라서 중풍 후유증으로 발생한 반신불수 치료에 응용하면 도움이 된다.

 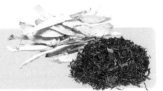

황기홍화탕

황기 · 홍화 · 도인 · 만형자 · 마전자 각각 25g.

이상의 약재에 물 2ℓ를 부은 뒤 20분간 끓여서 약 1300㎖ 정도의 약즙을 걸러낸다. 이렇게 만든 것을 욕조물에 붓고 반신욕을 하면서 마비된 부위를 씻어주고 주무른다.

이 처방은 중풍 후유증으로 유발된 반신불수를 치료하는 효능이 있다.

☞보너스 정보

중풍 후유증의 치료는 비교적 진전이 느리다. 이때 한약재 반신욕은 하나의 보조요법으로 삼을 수 있고, 반드시 종합적인 치료를 병행해야 한다.

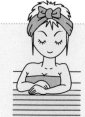

쿡쿡 쑤시고 아프대!

옆구리 통증이 낫는 한약재 반신욕

쿡쿡 쑤시고 아픈 통증 가운데 비교적 흔하게 발생하는 증상은 옆구리 통증이다. 한쪽 또는 양쪽 옆구리에 통증이 발생하는데 유발 원인은 간장과 쓸개의 질병과 연관이 깊다. 예를 들어 간의 기가 뭉친 경우나 어혈, 담음 등에 의해 주로 발생되기 때문이다.

이러한 옆구리 통증은 그 성질에 따라 몇 가지의 유형으로 나눌 수 있다. 예를 들어 통증이 여기 저기로 돌아다니고 아팠다가 사라지는 등의 증상이 나타날 때는 대부분 간의 기가 울체되었거나 몸의 기가 경락을 막아버림으로써 생기는 것이다.

또 심하게 아프고 일정한 부위에 통증이 있으며, 만지면 통증이 더 강해지는 것은 대부분 지속성 통증이다.

그런 반면 간헐적으로 심해지는 것은 대부분 습열이 간장과 쓸개에 뭉쳐지면서 간장의 소통기능이 제대로 이루어지지 않아 발생된다.

은근한 통증이 지속되고 몸이 피로하면 통증이 더 심해지며, 누르면 도리어 시원한 것은 피가 간장에 저장되지 못하여 경락의 소통을 방해한 것이다.

특히 찌를 듯이 아프고 밤이 되면 통증이 더욱 심해지는 것은 대부분 기가 적체되고 어혈이 형성된 데다 담혈이 경맥을 막았을 때 발생한다.

따라서 만약 옆구리 통증이 나타났을 때는 가장 먼저 간장의 기능을 체크해야 하고 정신적인 안정을 우선시 해야 한다. 기름진 음식이나 맵고 단 음식의 섭취는 피하고 채소와 과일, 살코기, 콩제품 등 영양이 많은 식품을 섭취해야 한다. 특히 적절한 몸의 휴식은 반드시 필요하다.

이러한 옆구리 통증을 개선하는 데 있어서도 한약재 반신욕은 일정한 효과를 나타낸다. 주로 간장의 기능을 좋게 하고 기를 다스려 통증을 멎게 하면 좋은 효과를 볼 수 있다.

 처방 46

청피 식초탕

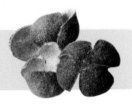

청피 120g, 식초 100ml.

청피를 식초로 볶은 뒤 물 2*l*를 붓고 20분간 끓여서 약 1300㎖ 정도의 약즙을 걸러낸다. 이렇게 만든 것을 욕소물에 붓고 반신욕을 하면 된다.

하루 1~2회 정도 시행하되 시간은 20~30분 정도가 적당하다.

이 처방은 간장을 시원하게 하고 기를 다스리며 통증을 멎게 하는 효능이 있다. 따라서 모든 종류의 옆구리 통증에 응용하면 좋은 효과를 볼 수 있다.

처방 47

회향지각탕

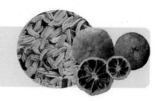

지각·소회향·굵은 소금 각각 40g.

이상의 약재를 면주머니에 넣은 뒤 물 2ℓ를 붓고 20분간 끓여서 약 1300㎖ 정도의 약즙을 걸러낸다. 이렇게 만든 것을 욕조물에 붓고 반신욕을 시행한다. 이때 아픈 부위를 씻으면서 문질러준다. 물이 식으면 다시 데워서 사용한다. 하루 두 번 하되 시간은 20~30분 정도가 적당하다.

이 처방은 몸의 기를 다스려 통증을 멎게 하는 효능이 있다. 따라서 옆구리의 더부룩한 통증 개선에 효과를 나타낸다.

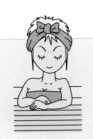

중병의 전주곡
복부 팽만증 다스리는 한약재 반신욕

복부 팽만증은 복부가 북처럼 크게 부풀어오르는 증상을 말한다. 이는 내부분 복부가 크게 팽창되어 나오고 살갗의 색깔은 누런색을 띤다. 심한 경우에는 뱃가죽에 푸른 힘줄이 나타나기도 한다.

주로 간경화로 인한 복수나 결핵성 복막염, 복강내 종양 등의 질병으로 인하여 복부 팽만증이 발생된다.

이러한 복부 팽만증은 대부분 술과 음식의 부절제한 섭취, 정서적인 손상, 그리고 병독의 감염과 과로, 항단 등을 세내에 치료하지 못하여 비장과 신장기능에 이상을 일으켜 기(氣), 혈(血), 수(水)가 뱃속에 적체되면서 발생한다.

이러한 복부 팽만증은 수종이나 대장암 등과는 구별해야 한다. 예를 들어 수종이 심한 경우에도 배가 부풀어오르고 복수가 차오르는 현상이 나타나게 된다. 그러나 수종은 온몸이 붓게 되며 복부 팽만증처럼 하체만 붓는 것이 아니며, 복부에 푸른 힘줄도 나타나지 않는다.

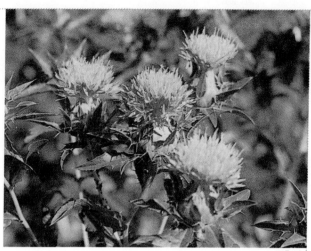
홍화

대장암의 경우도 복부가 팽창되어 부풀어오르는 증상은 비슷하지만 딱딱한 종양 덩어리가 만져지며 경계가 뚜렷하고 밀면 움직이는 것을 느낄 수 있다.

이러한 복부 팽만증에도 한약재 반신욕을 응용하면 일정한 효과를 얻는다.

처방 48

초황탕

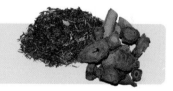

홍화 · 대황 · 망초 · 치자 각각 30g, 누룩 1덩어리.

이상의 약재에 물 2ℓ를 붓고 20분간 끓여서 약 1300㎖ 정도의 약즙을 걸러낸다. 이렇게 만든 것을 욕조물에 붓고 온도가 적절하면 반신욕을 한다. 하루 1~2회 정도 하되 시간은 20~30분 정도가 적당하다. 반신욕을 할 때 복부나 배꼽을 문지르며 씻는다.

이 처방은 혈액순환을 촉진하고 인체내 수분대사를 원활히 해 부종을 가라앉히고 복부 팽만증을 개선하는 효과가 있다.

따라서 배가 크게 부풀어올라 있지만 단단하지는 않고 옆구리가 더부룩하거나 아픈 경우, 소변이 적고 대변이 시원하게 나오지 않는 경우에 응용하면 좋은 효과를 볼 수 있다.

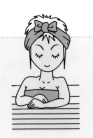

땀은 건강의 바로미터

다한증 · 식은땀 다스리는 한약재 반신욕

유난히 땀을 많이 흘리는 것도 병이다. 이를 일러 한의학에서는 다한증이라고 한다. 이러한 나한증은 인체의 음양 조화가 상실되고 그 기능이 조화를 이루지 못하여 개폐기능이 제 역할을 다하지 못하면서 발생하게 된다.

땀의 분비에 있어 또 하나 유의해야 될 것이 있는데 바로 식은땀이다. 일반적으로 식은땀은 몸의 음기가 허약하고 속에 열이 있어서 나타난다.

특히 이 둘은 동시에 나타나는 경우가 많다. 그것은 몸의 기와 음이 모두 허약하고 음양이 그 조화를 상실한 때문이다.

임상 진단을 통해 보면 이 두 병증은 몇 가지 점에서 차이를 보인다. 예를 들어 다한증은 항상 땀이 나는데 움직이기만 하면 더욱 심하게 나오는 것이 중요한 특징이다. 또 땀이 날 때는 추위를 타고 안색이 창백하며 몸이 나른하고 기운이 없다. 혀는 태가 얇고 희며, 맥박은 가늘면서 약하게 뛴다.

그런 반면 식은땀은 잠을 잘 때 주로 나고 깨어나면 땀이 멎는다. 늘 가슴 속이 답답하고 열이 난다. 목이 마르고 갈증이 나며 혀는 태가 붉고 맥박은 가늘면서 빠르게 뛴다.

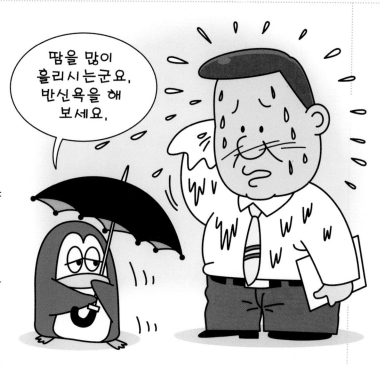

이러한 구별을 통해 적절한 치료법을 응용해야 한다. 일반적으로 다한증인 경우의 한약재 반신욕은 기를 북돋아주어 땀을 멎게 해야 한다. 그런 반면 식은 땀은 음을 자양하여 땀을 멎게 해야 한다. 이때 활용하면 좋은 처방을 소개하면 다음과 같다.

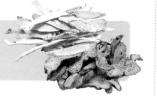

복합 옥평풍탕

황기·마황근·백출·방풍·백지·약쑥 각각 20g.

이상의 약재를 면주머니에 넣은 뒤 물 2ℓ를 붓고 20분간 끓여서 약 1300㎖ 정도의 약즙을 걸러낸다. 이렇게 만든 것을 욕조물에 붓고 반신욕을 한다. 하루 1~2회 정도 하되 시간은 20~30분 정도가 적당하다.

이 처방은 몸의 기를 북돋아주고 튼튼히 다지며 몸의 나쁜 기운을 몰아내어 땀이 멎게 하는 효능이 있다.

따라서 기의 허약증으로 인해 빚어진 다한증에 효과가 있다.

황백약쑥탕

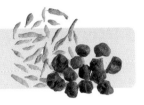

맥문동 · 오미자 · 황백 · 약쑥 각각 30g.

이상의 약재에 물 2ℓ를 붓고 20분간 끓여서 약 1300㎖ 정도의 약즙을 걸러낸다. 이렇게 만든 것을 욕조물에 붓고 반신욕을 한다. 하루 1~2회 정도 하되, 시간은 20~30분이 적당하다.

이 처방은 몸의 음을 자양하고 열을 내리며 땀을 수렴하는 효능이 있다. 따라서 각종 원인으로 인해 유발된 식은땀이 나는 증상 개선에 응용하면 좋다.

백반갈근탕

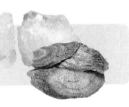

백반 · 갈근 각각 60g.

이상의 약재에 물 2ℓ를 붓고 20분간 끓여서 약 1300㎖ 정도의 약즙을 걸러낸다. 이렇게 만든 것을 욕조물에 붓고 반신욕을 한다. 이때는 손도 물속에 담그는 것이 좋다. 하루 1~2회 정도 하되, 시간은 20~30분 정도가 적당하다. 이 처방은 각종 원인으로 인해 유발된 손과 발의 다한증을 개선하는 효과가 있다.

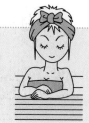

말하기 쑥스러운 병!
비뇨기 감염증 다스리는 한약재 반신욕

유난히 화장실을 자주 가는 것도 알고 보면 이만저만 고통스러운 일이 아니다. 당해본 당사자만이 그 고통의 깊이를 알 수 있을 것이다.

그러나 현대인들 가운데는 의외로 비뇨기계 문제로 화장실을 자주 갈 수밖에 없는 사람들이 많다. 즉 요도염이나 방광염, 신우신염, 방광결핵, 비뇨기계 결석 등 그 종류도 다양하다.

이러한 비뇨기계 감염증의 대표적인 증상은 소변이 잦고 찔끔거리는 것과 요도에 뻣뻣한 통증이 있으며, 아랫배가 심하게 당기면서 배꼽까지 통증이 뻗쳐 나타난다는 것이다. 이는 대부분 신장 기능의 허약과 방광기능에 문제가 생겨 발생한다.

한의학에서는 이러한 증상을 임증이라고 하는데 그 증상에 따라 몇 가지 유형으로 나눌 수 있다.

▶**열임증:** 병이 급성으로 발생하고 열이 나며 소변이 붉고 뜨겁다. 특히 소변을 볼 때 화끈한 통증

이 느껴진다.

▶**혈임증**: 병이 급성
으로 발생하고 소변에
피가 섞여나오면서 통
증이 나타난다.

▶**기임증**: 아랫배가
더부룩하고 팽만하며
통증이 있다. 소변이 뻣
뻣하면서 잘 나오지 않
는다. 소변을 보고나도
찔끔거리며 개운하지가
않다.

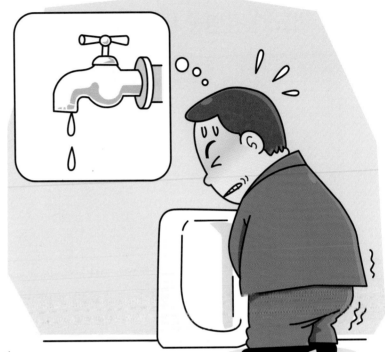

▶**석임증**: 소변이 마려우면
서도 나오지 않고 요도에 찌를 듯
한 통증이 있으며 아랫배까지 당긴다. 소변에 돌 모래가 나오면서 통증이 멎게 되는 증상이다.

▶**고임증**: 소변을 볼 때 뻣뻣하며 통증이 있다. 소변이 끈적거리거나 쌀뜨물과 같다.

▶**노임증**: 오래된 임증으로 과로나 성생활을 하면 증상이 더욱 심해진다. 소변을 찔끔거리고 허리
와 골반이 빠질 듯이 아프다.

이러한 비뇨기계 감염증은 임상에서 비교적 흔하게 나타나는데 무엇보다 평소의
예방이 중요하다.

이를 위해서는 소변을 오랫동안 참는 습관을 고쳐야 한다. 또 지나치게 기름진

음식의 과다 섭취도 좋지 않으며 과다한 성생활도 나쁜 영향을 미친다. 그런 반면 평소 물을 많이 마시는 것은 좋고, 기름진 것, 매운 것의 섭취를 줄이며 성생활은 횟수를 줄이는 것이 건강에 좋다.

특히 비뇨기계 감염증에 한약재 반신욕을 활용하는 것은 비교적 손쉽게 활용할 수 있는 가정요법이라 할 수 있다.

 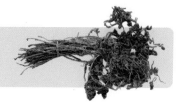

백모근탕

백모근 · 차전초 · 마치현 각각 40g.

이상의 약재에 물 2ℓ를 붓고 20분간 끓여서 약 1300㎖ 정도의 약즙을 걸러낸다. 이렇게 만든 것을 욕조물에 붓고 반신욕을 한다. 하루 1회 정도 하는 것이 좋으며 시간은 20~30분 정도가 적당하다.

이 처방은 열임증으로 소변이 잦고 색깔은 누렇고 붉으며, 소변볼 때 따가운 통증이 나타날 때 응용하면 좋은 효과가 있다. 급성 신장염에도 많이 쓰인다.

 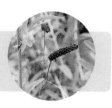

지유탕

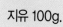

지유 100g.

지유에 물 2ℓ를 붓고 20분간 끓여서 약 1300㎖ 정도의 약즙을 걸러낸다. 이렇게 만든 것을 욕조물에 붓고 반신욕을 한다. 매일 한 번씩 하되 시간은 20~30분 정도가 적당하다.

이 처방은 돌모래가 나오는 석임증 치료에 응용하면 좋은 효과가 있다.

마근탕

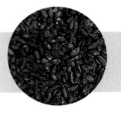

마황근 · 차전자 · 사인 · 지골피 각각 30g.

이상의 약재에 물 2ℓ를 붓고 20분간 끓여서 약 1300㎖ 정도의 약즙을 걸러낸다. 이렇게 만든 것을 욕조물에 붓고 반신욕을 한다. 하루에 1~2회 정도 하되 시간은 20~30분 정도가 적당하다.

이 처방은 몸의 열을 내리고 뜨거워진 피를 식히면서 지혈하는 작용이 있다. 따라서 소변에 피가 섞여나오는 혈임증 치료에 응용하면 좋다.

황금목통탕

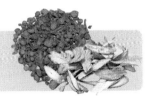

황금 · 차전자 · 목통 · 치자 각각 30g.

이상의 약재에 물 2ℓ를 붓고 20분간 끓여서 약 1300㎖ 정도의 약즙을 걸러낸다. 이렇게 만든 것을 욕조물에 붓고 반신욕을 한다. 하루 1~2회 정도 하되 시간은 20~30분 정도가 적당하다.

이 처방은 몸의 열기를 내리고 습을 없애주는데 효과가 있다. 따라서 소변이 뻣뻣하면서 배출이 잘 안 되는 증상에 응용하면 좋다.

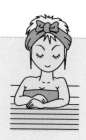

방울방울 떨어지면서 괴롭다!
요저류증 다스리는 한약재 반신욕

아마도 배설의 즐거움을 모르는 사람은 없을 것이다. 시원하게 소변을 보고 난 후의 개운함은 억만금을 주고도 사지 못할 즐거움이다.

그런데 만약 소변량이 적고 방울방울 떨어지면서 잘 나오지 않는다면… 그 고통은 당해보지 않은 사람은 모를 것이다.

이런 증상을 요저류증이라고 한다. 쉽게 말해 소변이 제대로 나오지 않고 한방울씩 나오며 그 양도 극히 적은 증상을 말한다.

이러한 요저류증을 개선하기 위해서는 인체의 기를 원활하게 소통시켜 주고 수분대사가 잘 이루어지도록 도와주어야 한다. 이때 응용하면 좋은 한약재 반신욕 처방을 소개하면 다음과 같다.

 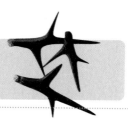

왕불류행탕

왕불류행·조각·파줄기 각각 40g.

이상의 약재에 물 2ℓ를 붓고 20분간 끓여서 약 1300㎖ 정도의 약즙을 걸러낸다. 이렇게 만든 것을 욕조물에 붓고 온도가 38~40℃가 되면 반신욕을 한다. 하루 한 번 정도 하되 시간은 20~30분 정도가 적당하다.

이 처방은 경락을 소통시키고 양기를 활성화시켜 기를 다스리는 약효가 있다. 따라서 약재의 약효가 몸 속으로 들어가서 막힌 적체를 뚫어 소변 배설이 잘 되게 하는 작용을 한다. 특히 방광 근육의 마비로 인해 유발된 요저류증 치료에 좋다.

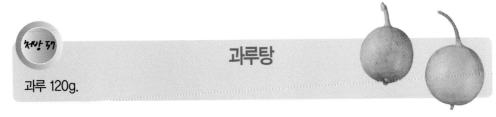

처방 57

과루탕

과루 120g.

과루 120g에 물 2ℓ를 붓고 20분간 끓여서 약 1300㎖ 정도의 약즙을 걸러낸다. 이렇게 만든 것을 욕조물에 붓고 반신욕을 한다. 하루에 1~2회 정도 하되 시간은 20~30분 정도가 적당하다. 이 처방은 폐의 열을 발산시켜 소통시키며 막힌 곳을 뚫어주는 효능이 있다.

따라서 폐열에 의한 요저류증으로 소변이 방울방울 나오거나 잘 나오지 않을 때 응용하면 좋다.

쿡쿡 쑤시고 아프다!

관절염 다스리는 한약재 반신욕

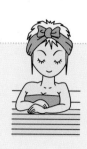

우리 몸의 관절은 두 뼈가 만나면서 움직임이 일어나는 곳이다. 우리 몸 중 어느 곳이던 이 조건을 만족시키는 것이면 관절이라고 할 수 있다.

그런데 만약 관절에 여러 가지 세균이 침입하면 염증이 발생하는데 이것을 관절염이라고 한다. 이때 나타나는 주요 증상은 관절이 붓거나 열이 나며, 통증을 동반한다.

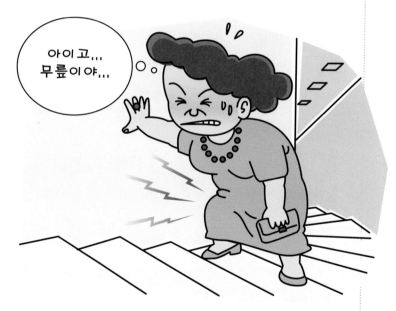

아이고... 무릎이야...

이러한 관절염은 주로 체중이 전달되는 척추, 무릎, 엉덩이, 발목관절 등에서 잘 발생되는데 그 종류로는 류머티스 관절염, 퇴행성 관절염, 외상성 관절염, 대사성 관절염 등 다양한 형태로 나타난다.

한의학에서는 관절염을 비증 범주로 인식하고 있다. 그 원인은 풍, 한, 습, 열의 사기가 인체에 침입하여 경락과 기혈을 막아버림으로써 경맥과 관절이 영양을 공급받지 못하여 발생한다고 본다.

반복적으로 발작을 일으키거나 점진적으로 증상이 진행되면 오장육부에 병이 깊숙이 들어가고 마침내 기혈을 손상시킨다. 그렇게 되면 간장과 신장이 허약하고 손상돼 근맥과 뼈가 영양분을 받지 못하게 되면서 만성 관절염이 발생하게 되는 것이다.

이렇게 발생하는 관절염은 잘 낫지 않는 고질병으로 굳어서 버린다. 한약재 반신욕은 비교적 부작용 없이 치료 효과를 배가시킬 수 있는 자연요법 중 한 가지이다. 이때 활용하면 좋은 반신욕 처방을 소개하면 다음과 같다.

처방 58 단풍나무잎탕

싱싱한 단풍나무 잎 · 녹나무잎 · 들깻잎 · 물미나리 · 박하잎 각각 25g.

이상의 약재에 물 2ℓ를 붓고 20분간 끓여서 약 1300㎖ 정도의 약즙을 걸러낸다. 이렇게 만든 것을 욕조물에 붓고 반신욕을 하면서 아픈 부위에 약물을 끼얹으며 문질러준다.

이 처방은 풍을 흐트러뜨리고 경락을 활성화 시키며 근맥을 시원하게 하여 혈액순환을 촉진하는 효능이 있다.

따라서 풍습성 관절염과 류마티스성 관절염 치료에 응용하면 좋은 효과가 있다.

창출 약쑥탕

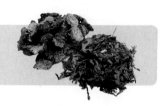

창출 · 약쑥 각각 60g.

이상의 약재에 물 2*l*를 붓고 20분간 끓여서 약 1300㎖ 정도의 약즙을 걸러낸다. 이렇게 만든 것을 욕조물에 붓고 반신욕, 혹은 전신욕을 한다. 하루 1~2회 정도 하되 시간은 20~30분 정도가 적당하다.

이 처방은 몸의 열을 내리고 경락을 소통시키는 효능이 있다. 따라서 관절염 증상을 완화하는 데 좋은 효과가 있다.

※보너스 정보

관절염 치료를 위해 한약재 반신욕을 할 때는 탈수증 예방에 주의해야 한다. 만약 탈수증이 염려스럽다면 목욕 전에 오미자차나 구기자차를 마시고 목욕 후에는 찬기운에 노출되지 않도록 주의해야 한다.

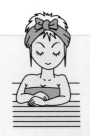

현대인의 고질병
좌골신경통 다스리는 한약재 반신욕

우리 몸에서 좌골신경은 가장 크고 굵은 신경 중의 하나이다. 다리의 뒷면과 무릎 아래의 신경기능을 주로 담당하고 있다.

우리가 흔히 말하는 좌골신경통은 허리에서부터 엉덩이와 다리의 후측면부를 따라 퍼져 내려가거나 혹은 올라가는 통증을 한꺼번에 말하는 것이다.

이러한 좌골신경통을 일으키는 대표적인 원인은 척추질환이다. 특히 척추와 척추 사이에 끼어 완충작용을 하는 추간판이 문제가 되는데, 이 추간판이 탈출되면 좌골신경통이 생긴다.

임상에서 나타나는 주요 증상은 허리 부위부터 둔부, 허벅지, 장딴지, 심지어 발가락까지 통증이 뻗치면서 발생하는데 이때 좌골신경도 짓눌려 아파오게 된다. 그래서 좌골신경통이라고 한다.

한의학에서는 이 병의 발생 원인으로 주로 외부 감염이나 내부 손상 등 크게 두 가지로 대별한다.

그러나 외부 감염이든지, 내부 손상이든지간에 모두 신장과 밀접한 관련이 있는 것으로 본다.

허리는 신장의 집과 같은 역할을 하기 때문에 외부로부터의 한기와 습, 또는 습열의 나쁜 기운이 허리에 침입하게 되면 허리와 다리에 통증이 나타나는 좌골신경통이 발생할 수 있다. 특히 과도한 성생활로 신장을 손상시켜도 좌골신경통이 생긴다. 이러한 좌골신경통을 치료하는 데 도움이 되는 한약재 반신욕을 소개하면 다음과 같다.

 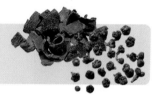

오수유육계탕

육계 · 오수유 · 생강 · 대파 뿌리째 · 산초 각각 25g.

이상의 약재를 면주머니에 싼 뒤 물 2ℓ를 붓고 20분간 끓여서 약 1300㎖ 정도의 약즙을 걸러낸다. 이렇게 만든 것을 욕조물에 붓고 반신욕을 한다. 하루 한 번씩 하되 시간은 20~30분 정도가 적당하다.

이 처방은 신장을 덥게 하고 한기를 몰아내는 효과가 있다. 따라서 신장기능의 허약으로 인해 유발된 좌골신경통 치료에 응용하면 좋다.

 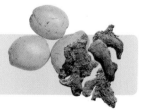

모과건강탕

모과 · 건강 · 마른 고추 각각 40g.

이상의 약재에 물 2ℓ를 붓고 20분간 끓여서 약 1300㎖ 정도의 약즙을 걸러낸다. 이 약즙이 뜨거울 때 환부에 김을 쐰다. 그런 다음 온도가 내려가면 반신욕 또는 전신욕을 한다. 하루 두 번 하되 시간은 20~30분 정도가 적당하다.

이 처방은 경맥을 덥게 하고 한기를 몰아내며 근맥을 시원하게 하여 통증을 약화
시켜 준다.

모과홍화탕

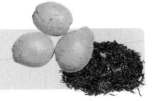

초오 · 모과 · 홍화 각각 40g.

이상의 약재에 물 2*l*를 붓고 20분간 끓여서 약 1300㎖ 정도의 약즙을 걸러낸다.
이렇게 만든 것을 욕조물에 붓고 반신욕을 한다. 하루 1~2회 정도 하고 시간은
20~30분 정도가 좋다. 이 처방은 몸의 습기를 몰아내고 경락을 활성화 시키며 통
증을 멎게 하는 효능이 있다.

따라서 허리와 다리의 통증을 동반한 좌골신경통과 발뒤꿈치 통증 치료에 응용
하면 좋은 효과가 있다.

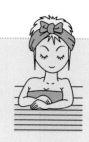

안으로 숨기는 병

치질 다스리는 한약재 반신욕

드러내놓고 말하기 쑥스러운 질병 치질은 국민병이자, 고질병 가운데 하나다. 그런데 문제는 많은 사람들이 이 병을 숨긴다는 사실이다.

다른 기타의 질병은 어디가 아프면 아프다고 하소연하지만 치질만큼은 그렇지가 못하다. 특히 여성들의 경우는 더더욱 그러하다. 그러나 이 기회에 반드시 알고 있어야 할 것은 치질도 하나의 병이지, 그 이상도 그 이하도 아니라는 사실이다.

더 이상 쉬쉬 하면서 숨기지 말자. 당당하게 치료받아서 더 큰 불상사를 막아야 한다.

의학적으로 설명하면 치질은 항문 속에 있는 항문혈관이 부어오르거나 터지면서 항문 조직이 항문 바깥으로 밀려나와 형성된 유연한 정맥 덩어리이다. 이를 치질, 혹은 치핵이라고 한다.

임상에서는 일반적으로 치질의 발생 부위에 따라 내치와 외치, 그리고 혼합치의 세 종류로 나누고 있는데 치상선을 중심으로 안쪽에 생기면 내치핵이고, 바깥쪽에 생기면 외치핵이라고 부른다. 이 가운데 내치핵은 출혈의 주된 원인이 되고 외치핵은 통증과 종괴의 주된 원인이 된다.

혼합치는 내치와 외치의 특징을 모두 가지고 있다. 보다 구체적으로 살펴보면 다음과 같다.

▶내치

내치는 치상선 상부의 내치핵 정맥총의 병변으로 정맥총이 확장되면서 형성된 부드러운 정맥 덩어리이다. 한의학에서는 이 병의 발생 원인으로 다음의 네 가지를 꼽고 있다.

첫째 오장육부의 근본이 허약하고 기혈과 음양의 조화가 상실되어 발생한다.

둘째 무절제한 음식의 섭취가 문제가 된다. 예를 들어 매운 것, 기름진 것을 과다하게 섭취하여 속에서 습열이 생겨 아래로 대장에 파급되어 내치핵이 발생하는 것이다.

셋째 일상생활 습관이 문제가 된다. 일례로 오래 앉아 있거나 오래 서 있거나, 혹은 변비가 있거나 대변을 오랫동안 참아도 발생 원인이 될 수 있다.

넷째 여성의 임신도 내치핵의 발생과 관계가 깊다. 임신을 하면 복압이 증가하게 되는데 이것이 내치를 발생시키기 때문이다.

다섯째 정서적인 우울로 기혈이 울체돼 있거나 외부로부터 침범한 풍과 습, 조열 등의 요소로 인해 기혈이 적체되고 경락의 흐름이 막혀도 치질이 발생할 수 있다.

이러한 내치의 주요한 임상 증상은 출혈과 탈출이다.

▶외치

외치는 치상선 하부의 외치핵 정맥총의 병변을 말한다. 이러한 외치의 경우 임상에서 나타나는 주요 증상은 아래로 당기고 떨어지는 것 같으며 통증과 함께 이물감이 느껴진다.

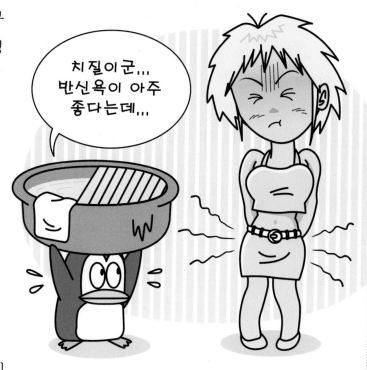

치질이군...
반신욕이 아주
좋다는데...

그 증상과 병리변화에 따라 일반적으로 염증성 외치, 결체조직성 외치, 정맥곡장성 외치, 혈전성 외치 등으로 나누어진다.

이 중에서 염증성 외치는 항문 주름벽이 손상되고 감염됨으로써 주름벽 피부가 충혈되고 부어오르는 항문병이다.

결체조직 외치는 항문 가장자리의 정맥 파열로 혈액이 밖으로 스며 나오면서 혈전으로 응고되어 항문 피부 밑에서 원형 또는 타원형의 종괴가 형성되는 것을 말한다.

혈전성 외치는 변비 또는 대변볼 때 힘을 너무 많이 주었거나 격렬한 활동으로 치정맥이 파열되고 그 결과 출혈을 일으켜 피하에 혈전을 형성시켜 유발된다.

처음에는 비교적 부드럽지만 며칠 정도 지나면 딱딱해지게 된다. 그리고 염증이 반복적으로 발생하게 되면 결체조직을 비대하게 만들어 결체조직 외치를 유발하게 된다.

이러한 치질을 개선하는 데 있어 활용되는 한약재 반신욕은 열을 내리고 해독하며 부어오른 것을 가라앉히고 통증을 멎게 하는 효과가 있다. 특히 가려움증을 해소하는 기능도 있다. 이때 응용하면 좋은 처방을 소개하면 다음과 같다.

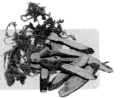

해독탕

마치현 · 감초 · 천초 · 창출 · 방풍 · 대파 · 지각 · 측백나무잎 · 망초 각각 15g.

이상의 약재에 물 2ℓ를 붓고 20분간 끓여서 약 1300㎖ 정도의 약즙을 걸러낸다. 이렇게 만든 것을 욕조물에 넣고 반신욕을 한다. 매일 1~2회 정도 하되 시간은 20~30분 정노가 적당하다.

이 처방은 열을 내리고 해독하는 효능이 있다. 특히 부어오른 것을 가라앉히며 통증을 멎게 하는 작용이 있다.

따라서 내치질과 외치질의 염증시에 응용하면 좋은 효과가 있다.

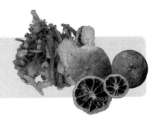

방풍탕

방풍 · 지각 · 마치현 · 황금 · 고삼 · 오배자 각각 20g.

이상의 약재에 물 2ℓ를 붓고 20분간 끓여서 약 1300㎖ 정도의 약즙을 걸러낸다. 이렇게 만든 것을 욕조물에 넣고 반신욕을 한다. 하루 1~2회 정도 하며 시간은

20~30분 정도가 적당하다.

　이 처방은 해독하고 부어오른 것을 가라앉히며 소염진통 작용을 한다. 따라서 내치와 외치의 염증이 심할 때나 혈전성 외치에 적용하면 좋은 효과를 볼 수 있다.

무화과나무잎탕

무화과나무 잎 100g.

　무화과 나뭇잎에 물 2ℓ를 붓고 20분간 끓여서 약 1300㎖ 정도의 약즙을 걸러낸다. 이렇게 만든 것을 욕조물에 붓고 하루 1~2회 반신욕을 한다. 시간은 20~30분 정도가 적당하다. 이 처방은 각종 치질 치료에 좋은 효과가 있다.

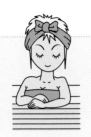

요즘 들어 부쩍 증가세!

탈항 막는 한약재 반신욕

　탈항은 항문 안에서 점막이 이상 증식하여 항문 밖으로 빠져나온 일종의 병증이다.

　한의학에서는 소아의 기혈이 왕성하지 못하거나 노년기에 기혈 쇠퇴로 원기가 부족할 때 발생하는 것으로 본다. 또 여성이 출산을 할 때 힘을 너무 많이 쓴 나머지 기가 소모되고 기혈이 손상되어도 발생할 수 있다.

　특히 만성설사나 습관성 변비, 장기간의 기침 등도 모두 기를 밑으로 끌어내려 원상태로 회복하는 능력이 제대로 안 되면서 탈항증이 발생힐 수 있다.

　이러한 탈항증은 발병이 완만하며 특이한 전신 증상은 없다. 초기에는 대변을 배출시킬 때 직장 점막이 빠져나왔다가 대변이 끝나면 저절로 오므려져 들어가게 된다.

　그러나 이 증상이 장기간 동안 반복되면 직장 점막이 충혈되고 붓고 짓무르면서 혈액성질의 점액이 항문에서 흘러나와 항문 주위의 피부에 자극을 주게 되고 그 결과 항문 주위가 가려움증을 일으키게 된다.

이때 만약 몸이 허약하고 오랫동안 치료를 하지 않으면 직장의 각층 조직이 아래로 이동해 내려오면서 직장 또는 일부 결장이 탈출하게 된다. 심한 경우는 기침을 하거나 쪼그리고 앉거나 걸을 때에도 탈출이 된다.

이럴 경우 환자는 대변을 제대로 배출할 수 없거나 대변 배출 후에도 개운하지 않으며 아랫배가 당기고 통증이 나타난다.

허리와 사타구니 양쪽 다리에 시큰하고 더부룩함이 나타나고 직장 점막이 늘 밖에 나와 있음으로써 충혈과 부종, 궤양, 출혈 등이 쉽게 발생하게 된다.

이러한 탈항증에 응용되는 한약재 반신욕 처방을 소개하면 다음과 같다.

오배자탕

석류껍질 · 오배자 · 백반 각각 40g.

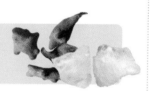

이상의 약재에 물 2ℓ를 붓고 20분간 끓여서 약 1300㎖ 정도의 약즙을 걸러낸다. 이렇게 만든 것을 욕조에 붓고 반신욕을 한다. 하루 1~2회 정도 하되 시간은 20~30분 가량이 적당하다. 이때 빠져나온 부분을 손으로 살며시 밀어 올려 들어가게 해준다.

이 처방은 수렴과 지혈작용이 있어 탈항증을 개선하는 효과가 있다.

망초감초탕

망초 · 감초 각각 60g.

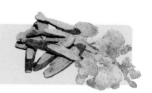

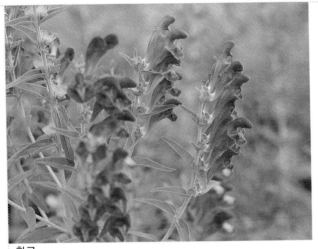
황금

이상의 약재에 물 2*l*를 붓고 20분간 끓여서 약 1300㎖ 정도의 약즙을 걸러낸다. 이렇게 만든 것을 욕조물에 붓고 온도가 적절하면 반신욕을 한다. 아침과 저녁에 각각 한 번씩 하되 시간은 20~30분 가량이 적당하다.

이 처방은 열을 내리고 단단한 것을 풀어주는 효능이 있다. 따라서 탈항증 개선에 응용하면 좋다.

 처방 68
대추나무껍질탕
늙은 대추나무 껍질 · 석류껍질 · 명반 각각 40g.

이상의 약재에 물 2*l*를 붓고 20분간 끓여서 약 1300㎖ 정도의 약즙을 걸러낸다. 이렇게 만든 것을 욕조물에 붓고 반신욕을 한다. 하루에 2번 정도 하되 시간은 20~30분 정도가 적당하다. 이 처방은 탈출된 깃을 수렴하며 튼튼하게 하는 효능이 있다.

 처방 69
황금황련탕
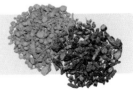
황금 · 황련 · 황백 · 치자 각각 30g.

이상의 약재에 물 2*l*를 붓고 20분간 끓여서 약 1300㎖ 정도의 약즙을 걸러낸다.

이렇게 만든 것을 욕조물에 넣고 아침과 저녁에 각각 한 번씩 15분간 반신욕을 한다.

이 처방은 열을 내리고 부어오른 것을 가라앉히는 효능이 있다. 따라서 열이 나는 탈항증에 좋다. 즉 결장이 항문 밖으로 돌출되고 항문에 화끈한 열이 나며 붓고 아프고 얼굴이 상기되면서 신열이 날 때 응용하면 된다.

 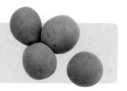
매실탕
매실 · 석류껍질 · 생대황 각각 40g.

이상의 약재에 물 2ℓ를 붓고 20분간 끓여서 약 1300㎖ 정도의 약즙을 걸러낸다. 이렇게 만든 것을 욕조물에 넣고 반신욕을 한다. 하루에 1~2회 정도 하며 시간은 20~30분 정도가 적당하다. 이 처방은 탈항증 개선에 좋은 효과가 있다.

※보너스 정보

1. 탈항 환자는 음식 섭취에 주의해야 한다. 즉 맵고 기름진 것은 반드시 피해야 한다.

2. 대변을 볼 때 힘을 너무 과다하게 주어서는 안 되며 규칙적인 생활을 하는 것이 중요하다.

3. 탈항증이 발생하면 환부에 윤활유를 바르고 살짝 밀어올리면 일반적으로 모두 들어가게 된다.

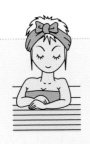

방치하면 큰 화 부른다!

치루 다스리는 한약재 반신욕

항문병 중 흔하게 나타나는 치루는 항문 내외 항문샘이라는 기관으로 균이 침범하여 염증을 일으키는 항문질환 중 한 가지이다.

즉 여러 원인으로 말미암아 항문 안에 6~12개 정도인 항문샘에 독소가 침입하여 농이 차고 이것이 약한 주위조직을 뚫고 밖으로 나와 항문 3~4cm 옆으로 고름이나 대장 점막액이 흘러나오는 증상을 말한다.

이러한 치루는 임상에서 흔하게 볼 수 있는 질병으로 외과 실병에서 약 3~5%를 차지하고 항문병의 1/4을 차지할 만큼 발생 빈도가 높은 편이다.

모든 연령층에서 발생할 수 있는데, 임상 통계에서는 30~40대의 중년층에서 그 발병률이 가장 높은 것으로 드러났다. 병증의 기간도 일정하지 않아 몇 개월에서 몇십 년까지 진행될 수 있다.

이러한 치루증의 주요 증상은 항문 부위에 고름이 흘러나오고 습기가 차며 가려움증과 통증을 동반하여 나타난다. 급성 염증기 또는 만성 복합성 치루일 때는 전신증상을 동반하기도 한다. 예를 들어 발열이나 빈혈, 몸이 야위는 증상, 식욕부진 등이 대표적으로 나타나는 전신증상들이다.

일반적으로 치루로 인해 우리 몸에 나타나는 증상을 요약해보면 다음과 같다.

▶전신증상

단순 치루증은 일반적으로 전신증상이 없다. 그런데 바깥쪽 상처가 막히고 고름의 배설이 잘 안 되어 염증으로 화농이 되면 한기가 들고 발열이 나타난다. 또 두통이나 식욕감퇴, 대변 배설이 어렵고 소변이 시뻘겋게 되면서 배설이 잘 안 된다. 입안은 쓰고 혀는 건조하며 온몸이 개운하지 않다.

장기간 동안의 화농으로 복잡성 치루가 되면 빈혈이 나타나고 야윈다. 정신이 피로하고 얼굴에 수심이 가득 하게 된다.

결핵성 치루증에는 식은땀이 나고 가슴 속이 답답하며 열이 나는 등의 증상이 나타나기도 한다.

▶국부증상

① 고름이 흘러나온다

고름이 계속 흘러나오면서 상처가 오랫동안 아물지 않는 것이 특징이다. 특히 피로가 심할 때는 고름이 더더욱 많이 나온다. 어떤 경우에는 대변이 흘러나오기도 한다.

일반적으로 치루증이 발생한 초기에는 고름이 비교적 많이 나오고 대변에서 냄새가 심하며 그 색깔이 누렇고 걸쭉하다.

그러나 시간이 오래 되면 고름이 줄어들며 나올 때도 있고 나오지 않을 때도 있다.

만일 고름이 이미 줄었거나 갑자기 양이 많아지고 항문 부위에 통증이 있으면 이것은 급성 감염 또는 새로운 치루가 형성되었다는 것을 의미한다.

② 가려움증이 나타난다

고름이 계속해서 항문 주위의 피부에 자극을 가함으로써 가려움증을 유발하게 된다. 이와 동시에 항문 주위에 습진을 동반하기도 한다.

③ 통증이 나타난다

항문 치루가 발생하여 고름이 고이게 되면 묵직한 통증이 나타나면서 한기와 발열을 동반하게 된다. 그러나 그 성저가 터지고 고름이 흘러나오면 증상이 빠르게 감소되거나 사라지게 된다.

그렇더라도 내부의 구멍이 비교적 크고 대변이 관속으로 흘러들어가서 통증을 일으킬 수 있다. 특히 대변을 배설시킬 때 통증이 격렬해진다.

이러한 치루를 다스리는 한약재 반신욕 처방을 소개하면 다음과 같다.

산초탕

산초 50g.

산초를 천으로 싼 뒤 물 2*l*를 붓고 20분간 끓여서 약 1300㎖ 정도의 약즙을 걸러낸다. 이렇게 만든 약즙으로 반신욕을 한다. 하루 1~2회 정도 시행하되 시간은 20~30분 정도가 적당하다.

이 처방은 치질이나 치루증 수술을 받은 후에 응용하면 좋은 효과가 있다.

약쑥탕

약쑥 20g.

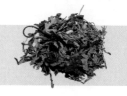

약쑥 20g을 면주머니에 넣은 뒤 물 2ℓ를 붓고 20분간 끓여서 약 1300㎖ 정도의 약즙을 걸러낸다. 이렇게 만든 약즙으로 반신욕을 한다. 하루 2회 정도 하되 시간은 20~30분 정도가 적당하다.

이 처방은 만성 궤양이나 항문 치루증 수술 후에 응용하면 좋은 효과를 나타낸다.

아카시아버섯탕

아카시아나무 잎·마치현·오배자·모과·백지·천초·감초·백반 각각 15g.

이상의 약재에 물 2ℓ를 붓고 20분간 끓여서 약 1300㎖ 정도의 약즙을 걸러낸다. 이렇게 만든 것을 욕조물에 넣고 반신욕을 한다. 하루 2회 정도 하되 시간은 20~30분 정도가 적당하다.

이 처방은 몸의 습기를 제거하고 해독하며 치질과 치루증을 개선하는 데 효과가 있다. 따라서 치루나 치질로 인해 붓고 아픈 증상에 응용하면 좋은 효과가 있다.

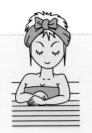

참을 수 없는 가려움증
항문 소양증 다스리는 한약재 반신욕

병 같지 않으면서도 고통스러운 것이 있다면 그것은 바로 항문 가려움증이다. 부위가 좀 특별한 곳에 있다보니 마음대로 쓱쓱 문지르기도 어렵고 박박 긁어서도 안 된다.

이러한 항문 가려움증은 의학 용어로 항문 소양증이라고 한다. 항문 주위에 가려움증이 나타나는 것이 주요 증상이다.

이 병의 가려움증은 매우 완고하여 쉽게 치료가 안 되는 특성이 있다. 잘 낫지 않고 질질 끌면서 재발도 잘 된다.

요충으로 인해 유발된 경우를 제외하면 30세 이상의 남성층에서 많이 발생하는 경향이 있다.

한의학에서는 이 병의 발병 원인으로 간경의 습열이 밑으로 내려와서 항문 주위의 피부를 막았거나 치질, 치루, 항문 파열 등에 의해 분비되어 나온 점액의 자극으로 유발되는 것으로 보고 있다.

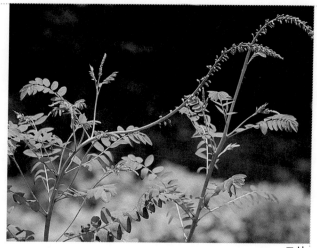
고삼

또 정서적인 우울, 과도한 흥분, 외용 약재의 무분별한 사용, 그리고 옷차림 등의 자극이 항문 주위의 피부에 자극을 주어도 발생할 수 있다.

이러한 항문 소양증이 처음 시작될 때는 항문 주위 약 5cm 범위 안에서 발생하며, 가려움을 느끼지만 피부 손상은 없다.

이 증상이 오래 지속되면 피부가 거칠고 두꺼워지면서 가려움증이 밤에 더 심하다.

이러한 항문 소양증을 개선하는 한약재 반신욕 처방은 몸의 열을 내리고 습기를 없애주며, 세균을 없애고 가려움증을 그치게 하는데 중점을 둔다. 구체적인 처방을 소개하면 다음과 같다.

 처방 74

사상자탕

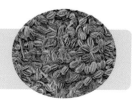

사상자 · 당귀미 · 위령선 · 고삼 각각 30g.

이상의 약재에 물 2ℓ를 붓고 20분간 끓여서 약 1300㎖ 정도의 약즙을 걸러낸다. 이렇게 만든 것을 욕조물에 붓고 반신욕을 하면서 환부를 씻는다. 하루에 1~2회 정도 하고 시간은 20~30분 정도가 적당하다.

이 처방은 몸의 열기를 내리고 습기를 없애주며 가려움증이 멈추게 되는 효능이 있다.

처방 75 **인진쑥탕**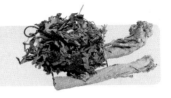

인진쑥·고삼 각각 60g.

이상의 약재에 물 2ℓ를 붓고 20분간 끓여서 약 1300㎖ 정도의 약즙을 걸러낸다. 이렇게 만든 것을 욕조물에 넣고 온도가 적당하면 좌욕을 하면서 환부를 15~20분 간 씻어준다. 하루에 1~2회 정도 한다.

이 처방은 몸의 열을 내리고 습을 없애주며 가려움증을 넣게 하는 효능이 있다. 따라서 항문 주위 소양증으로 항문 주위에 습기가 비교적 심한 경우에 응용하면 좋은 효과가 있다.

처방 76 **고삼탕**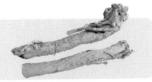

고삼 50g.

이상의 약재에 물 2ℓ를 붓고 20분간 끓여서 약 1300㎖ 정도의 약즙을 걸러낸다. 이렇게 만든 약즙으로 환부를 좌욕한다.

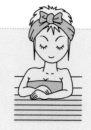

여성들은 괴롭다!

음부 소양증 다스리는 한약재 반신욕

여성들의 말못할 고민 중 한 가지가 바로 외음부 또는 질의 가려움증이다. 그 증상이 심한 경우는 견디기 어려울 정도이고 안절부절 못하며 대하증이 많아지기도 한다. 한의학에서는 이러한 증상을 음부 소양증이라고 한다.

이러한 음부 소양증은 한 가지 증상뿐이지만 많은 질병에 의해 유발될 수 있다. 예를 들어 트리코모나스성 질염이나 칸디다성 질염, 잡균 등에 의해 유발될 수 있기 때문이다.

환자는 심한 가려움증에 시달리게 되는데 특히 잠자리에 들면 그 증상이 더욱더 심해진다. 그 결과 불면증과 신경쇠약을 유발하기도 한다.

이러한 음부 소양증의 임상 진단은 음부의 가려운 상태와 전신상태를 가지고 그 원인을 캐보아야 한다.

일반적으로 가려움은 음부 앞쪽에 많이 나타나고 심한 경우에는 후음부, 심지어 허벅지 안쪽까지 파급된다.

가려움의 성질은 일반적으로 다음과 같다. 습한 기운이 많아서 가려운 것은 늘 분비물이 흘러나오고, 열이 많아서 가려운 것은 궤양이 나타난다. 또 세균에 의해 가렵게 되면 대하, 즉 냉이 많아지고 마치 벌레가 기어다니는 것처럼 가렵다. 풍한에 의해 유발된 가려움은 국부의 피부가 창백하고 냉하다. 어혈로 인해 가렵게 되면 음부가 건조하고 뻣뻣하며 화끈한 느낌이 든다.

가려움증에도 반신욕이 좋아요.

임상에서는 외음부가 휘색으로 변하지 않았는지 살펴보아야 한다. 만약 음부가 가려우면서 피부가 백색으로 변했다면 반드시 신분의를 찾아가서 진단을 받아야 한다.

이러한 음부 소양증은 한약재 반신욕을 활용하면 좋은 효과를 볼 수 있다. 이때 활용하면 좋은 처방을 소개하면 다음과 같다.

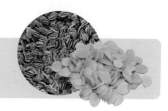

처방 77 사상자탕

사상자 · 행인 · 백반 각각 40g.

이상의 약재에 물 2*l*를 붓고 20분간 끓여서 약 1300㎖ 정도의 약즙을 걸러낸다. 이렇게 만든 약즙으로 좌욕을 한다. 하루 2회 정도 하되 시간은 20~30분 정도가 적당하다.

이 처방은 가려움증을 멎게 하는 효능이 있다. 따라서 음부 소양증이나 질속이 건조하고 뻣뻣하며 대하증에서 비린내가 나는 증상에 응용하면 좋은 효과를 볼 수 있다.

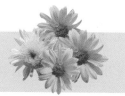

처방 78 들국화탕

사상자 · 들국화 · 고삼 · 백지 각각 30g.

이상의 약재에 물 2*l*를 붓고 20분간 끓여서 약 1300㎖ 정도의 약즙을 걸러낸다. 이렇게 만든 약즙으로 좌욕을 하면서 음부를 씻는다. 하루 2회 정도 하되 시간은 20분 정도가 적당하다. 이때 만약 약재액을 다시 쓸 때는 끓여서 쓴다.

이 처방은 몸의 열을 내리고 습기를 제거하며 가려움증을 멎게 하는 효능이 있다.

따라서 습열이 속에 뭉쳐진 음부 소양증으로 대하증의 색깔이 누렇고 음부가 화끈거리며, 입안이 쓴 증상에 응용하면 좋은 효과가 있다.

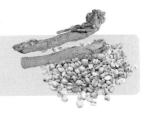

고삼율무탕

고삼 · 율무 · 사상자 · 박하 · 웅황 · 황백 · 당귀 · 창출 각각 15g.

이상의 약재를 면주머니에 넣은 뒤 물 2*l*를 붓고 20분간 끓여서 약 1300㎖ 정도의 약즙을 걸러낸다. 이렇게 만든 것을 욕조에 붓고 온도가 적절하면 반신욕을 한다. 매일 아침, 저녁으로 20~30분간 시행하면 된다.

이 처방은 임신한 여성의 외음부 소양증을 개선하는 데 좋은 효과가 있다.

 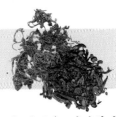

마치현익모초탕

마치현 · 익모초 · 패장초 · 대청엽 · 자초 각각 25g.

이상의 약재에 물 2*l*를 붓고 20분간 끓여서 약 1300㎖ 정도의 약즙을 걸러낸다. 여기에 식초 20ml를 섞어서 반신욕을 한다.

이 처방은 노인성 질염을 개선하는 효과가 있다.

 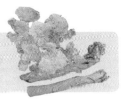

망초탕

망초 · 고삼 · 사상자 · 황백 · 산초 각각 25g.

이상의 약재에 물 2*l*를 붓고 20분간 끓여서 약 1300㎖ 정도의 약즙을 걸러낸다. 이렇게 만든 것을 욕조에 넣고 반신욕을 한다. 하루 1~2회 정도 하되 시간은 20분 정도가 적당하다.

이 처방은 외음부 소양증을 개선하는 효과가 있다.

오수유탕

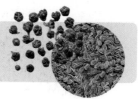

오수유 · 사상자 · 고삼 · 백부 각각 30g.

이상의 약재에 물 2ℓ를 붓고 20분간 끓여서 약 1300㎖ 정도의 약즙을 걸러낸다. 이렇게 만든 것을 욕조에 붓고 반신욕을 하면서 음부를 씻는다.

아침과 저녁에 각각 한 번씩 하되 시간은 20~30분 정도가 적당하다. 이 처방은 트리코모나스질염이나 음부 소양증에 응용하면 좋은 효과를 나타낸다.

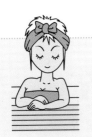

불쾌한 악취가 사람 잡는다
대하증 다스리는 한약재 반신욕

여성의 질 속에는 백색을 띠고 있으면서 냄새가 없는 소량의 분비물이 있다. 이것은 미끈거리는 점막으로서 이를 일러 대하라고 한다.

이러한 대하를 흔히 냉(冷)이라고도 하는데 생리현상에 따라 자연히 분비되기도 하지만 몸에 이상이 생겨 병적으로 분비되는 경우도 있다.

만약 대하의 양이 지나치게 많고 탁하면서 심한 악취를 풍긴다면 이것은 병적인 대하이므로 원인에 따른 치료를 해주는 것이 좋다.

대하증은 세균 감염이 주원인이며 종종 여성 자체의 호르몬 불균형이나 종양이 생겼을 경우에도 냉이 나오는데 악성으로 진행됐을 때에는 분비물이 혈성을 띠게 되며 심한 악취를 동반한다.

특히 대하는 위생 관념이 없거나 처리 방법을 알고 있으면서도 실천하지 못할 때 발생하는 경우가 흔하다.

한의학에서는 중초와 하초에 위치한 간장과 신장의 기운이 손상되어 허약해지거나 정신적인 감정상태나 성생활 과다로 인해 기운이 울체되어 대하증이 나타난다.

또한 마음이 울적하거나 갑자기 화를 내어 간을 상하게 해도 유발될 수 있으며 평소 비위의 기능이 좋지 않아 생긴 습열이 아래로 내려와도 대하증이 발생

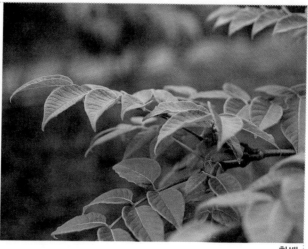
황백

할 수 있다. 이러한 대하증을 다스리는 한약재 반신욕 처방을 소개하면 다음과 같다.

처방 83 황백선피탕

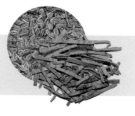

사상자 · 백선피 · 황백 · 형개 · 방풍 · 고삼 · 용담초 · 박하 각각 15g.

이상의 약재에 물 2ℓ를 붓고 20분간 끓여서 약 1300㎖ 정도의 약즙을 걸러낸다. 이렇게 만든 약즙으로 반신욕을 한다. 하루 1~2회 정도 하고 시간은 20~30분 정도가 적당하다.

이 처방은 트리코모나스균이나 칸디다균 등에 의해서 유발된 습열형 대하증으로 대하의 양이 많고 그 색깔이 녹황색으로 고름 같거나 핏줄이 섞여 있거나 쌀뜨물처럼 혼탁하면서 고약한 냄새가 나는 대하증을 치료하는 효능이 있다. 특히 음부에 가려움증이 있거나 아랫배가 아프고 소변은 양이 적으면서 색깔이 붉고 입안이 마르는 증상에 적용하면 좋은 효과가 있다.

창출탕

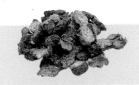

창출 30g, 초과 30g.

이상의 약재에 물 2*l*를 붓고 20분간 끓여서 약 1300㎖ 정도의 약즙을 걸러낸다. 이렇게 만든 약즙으로 좌욕을 하면서 음부를 씻는다. 하루 2회 정도 행하며 시간은 20~30분 정도가 적당하다. 단, 월경기간에는 중단한다.

이 처방은 비장이 허약하여 빚어진 대하증에 효과가 있다. 즉 대하의 양이 많고 그 색깔은 희거나 엷은 황색이며 성질은 끈적거리면서 냄새는 없다. 계속 흘러나오며 안색은 창백하거나 누렇고 사지는 냉하다. 정신이 위축되고 식욕이 없으며 대변이 무른 증상에 응용하면 좋다.

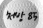
사상자율무탕

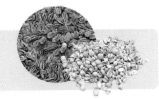

고삼 · 사상자 · 황백 · 창출 · 율무 각각 25g.

이상의 약재에 물 2*l*를 붓고 20분간 끓여서 약 1300㎖ 정도의 약즙을 걸러낸다. 이렇게 만든 약즙을 욕조에 붓고 좌욕을 하면서 질 내부와 외음부 주위를 씻는다. 하루 2~3회 정도 한다.

이 처방은 질염이 원인이 되어 생긴 대하증 치료에 좋은 효과가 있다.

오수유탕

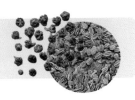

오수유 · 두충 · 사상자 · 오미자 · 목향 · 정향 각각 20g.

이상의 약재를 가루로 분쇄해서 면주머니로 싼 뒤 물 2ℓ를 붓고 20분간 끓여서 약 1300㎖ 정도의 약즙을 걸러낸다. 이렇게 만든 것을 욕조에 붓고 먼저 아랫배에 김을 쏘이면서 씻는다. 그런 다음 좌욕으로 음부를 씻는다. 매일 아침과 저녁에 각각 한 번씩 한다.

이 처방은 하체가 허약하고 냉한 복통 증상이나 대하증 치료에 응용하면 좋은 효과가 있다.

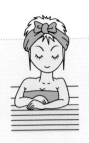

차가운 것은 여성의 천적

냉증 다스리는 한약재 반신욕

여성의 손을 잡아보면 유난히 손이 차가운 사람이 있다. 이러한 경우 심장필기는 사동에 이상이 있으며, 임신도 잘 되지 않는다.

남성과 달리 여성의 자궁은 따뜻해야 좋다. 그래서 여성병의 절반은 냉증에 의해 유발된다고 해도 과언이 아니다.

이러한 여성의 냉증은 통계적으로 보면 결혼한 여성에게 많이 나타나고 폐경기나 갱년기 여성, 평소 월경이상이 있는 여성에게서도 많이 볼 수 있다.

미혼 여성에게는 질 염증이 잘 생기지 않으나 결혼생활을 하다 보면 임신, 출산, 성 관계 등으로 질염이 잘 생기게 된다. 일단 질염이 생기기 시작하면 치료를 받을 때는 증상이 좋아지다가 치료를 받지 않으면 또다시 냉이 흘러나온다. 그렇기 때문에 재발을 막기 위해선 원인을 찾아 충분히 치료를 받는 것이 중요하다.

산부인과 영역의 냉증 발생빈도는 월경 이상이 33%, 갱년기 증상이 62%, 자궁부속기질환(자궁근종, 선근증, 난소낭종)이 68%를 차지한다.

부인과적인 만성염증을 치료 하는데 항생제를 투약해도 다시 재발하는 이유는 국소적 염증 치료로 일시적인 균만을 소멸하므로 그 부위의 기능이 떨어져 면역력이 없어지면서 다시 냉증을 유발하기 때문이다.

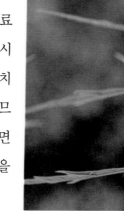

익모초

한의학에서는 냉증을 전신적인 순환 장애의 일종으로 보고 있다. 다른 말로 표현하면 혈허(血虛)라고 하는데 이는 피가 차고 부족하다는 뜻이다.

이러한 냉증의 부위와 빈도를 보면 수족냉증 50%, 하복부 30%, 허리 10%, 무릎 8%이며 보통은 한 부위에서 나타나지만 간혹 동시에 여러 부위의 냉증을 호소하는 경우도 있다.

냉증의 원인이 되는 질환을 살펴보면 소화기 계통에는 중기허약, 비장과 위장의 기능 부족, 만성 소화불량, 설사, 장기능 허약으로 인한 혈액순환 장애 등이다.

생식기 계통은 월경불순, 만성질환, 자궁부속기질환, 임신중절을 여러 번 한 경우, 늦게 결혼하여 불임인 경우 등도 냉증을 유발하는 원인이며 간기울결, 간양상항 등 스트레스를 많이 받는 사람의 경우는 간기능 저하로 인한 냉증에 걸리기 쉽다.

이에 대한 치료는 장부에 따라 다소 차이가 난다. 예를 들어 소화기 계통의 냉증은 복부를 따뜻하게 하여 기능을 살려주고, 생식기 계통은 생식기에 남아 있는 병적인 혈흔을 제거하여 생리를 순조롭게 해주면 된다. 또 간 계통은 어떤 이유로 해서 막히거나 쌓인 기를 풀어주어 치료한다.

특히 냉증은 결코 여성의 전유물만은 아니다. 남성에게도 나타날 수 있다.

"더운 날씨에도 불구하고 온몸 또는 몸의 일정 부위가 차고 시려서 견디기 힘들어요."

남성 냉증 환자의 말이다. 정확한 통계치는 없지만 최근 냉증이 남성 환자에게도 급증하고 있는 추세다. 남성 냉증의 대표적인 현상은 전신냉증과 무릎냉증이 있다. 손발이 찬 수족냉증과 배가 유난히 차고 시린 복부냉증이 여성과는 어느 정도 구별이 된다.

이러한 냉증을 예방하고 극복하려면 적극적인 생활습관이 요구된다. 조깅이나 산책, 등산 등 체력을 단련하고 몸을 따뜻하게 해주는 단백질, 지방, 탄수화물을 고루 섭취해야 한다. 미나빈과 무기질을 많이 함유한 야채를 적당히 곁들이는 것도 좋다.

특히 한약재 반신욕이나 냉온욕 요법, 그것도 힘들다면 발을 따뜻한 물에 담그는 각탕법을 활용해도 냉증 개선에 큰 도움이 된다. 이러한 방법들은 모두 혈액순환을 촉진하는 효과가 있다.

애입낭

애엽(쑥) · 귤피 긱각 25g.

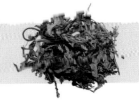

이상의 약재에 물 2*l*를 붓고 20분간 끓여서 약 1300㎖ 정도의 약즙을 걸러낸다. 이렇게 만든 것을 욕조물에 붓고 반신욕을 한다.

이 처방은 몸의 냉기를 없애주고 혈액순환을 촉진하여 냉증을 해소하는 데 큰 효과가 있다.

익모초탕

처방 88

익모초 · 애엽 각각 25g.

이상의 약재에 물 2*l*를 붓고 20분간 끓여서 약 1300㎖ 정도의 약즙을 걸러낸다. 이렇게 만든 것을 욕조물에 붓고 반신욕을 한다.

이 처방은 혈액순환을 촉진하고 이뇨작용을 이롭게 한다. 특히 냉증 치료와 월경 불순 등의 개선에 좋은 약효를 나타낸다.

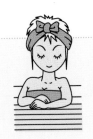

여성 10명 중 3명에게서 발생

자궁근종 다스리는 한약재 반신욕

현대 여성들의 자궁이 심각한 위협을 받고 있나. 연령을 불문하고 발병하고 있는 자궁근종 때문이다. 어린 20대부터 50대까지 전 연령층에서 다발하고 있다.

이러한 자궁근종은 부인과 환자의 약 45% 정도에서 나타나며, 유색인종이 백색 인종보다 많이 발생한다고 보고되고 있어 대한민국 여성의 자궁근종은 30% 이상 이 될 것으로 추정되고 있다.

따라서 여성이 성인이 되고부디 사상 조심해야 할 병 가운데 하나가 자궁근종이 다. 성숙한 여성이리면 누구나 걸릴 확률이 있으며 35세부터 50세까지의 여성에게 흔한 질병이다.

자궁근종은 자궁에 혹이 생기는 병으로 자궁의 평활근에서 기원하는, 거의 암과 는 상관없는 양성종양이다. 사마귀 같은 군더더기 살 혹으로 생각하면 쉽다. 근종 은 1개만 생기는 경우보다 여러 개가 한꺼번에 생기는 경우가 더 많다.

자궁근종의 증상은 생리가 길어진다거나 양이 많아지고 덩어리가 나오기도 하며 하복부에 딱딱한 혹이 만져지거나 생리통, 하복통, 요통, 빈혈, 출혈, 압박감 등의 증상을 겪는다.

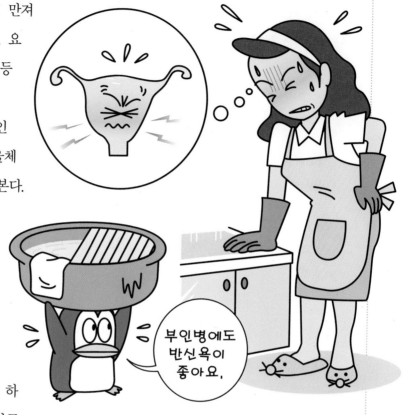

부인병에도 반신욕이 좋아요.

한의학에서는 그 원인이 기(氣), 혈(血)이 울체돼서 비롯되는 것으로 본다. 즉 신경을 과도하게 쓰거나, 소화기계의 부조화, 기온이 부적합하여 기의 힘으로 운행되는 혈액이 제대로 순환되지 못해 차가워지거나 열이 나기도 하는데 월경불순과 각종 자궁질환이 거듭되면서 자궁에 근종이 생기게 된다고 보는 것이다.

특히 젊은 여성들에게는 근종이 커지는 성질이 매우 강해서 자칫 내버려두면 자궁 전체가 자궁근종으로 변해 버리는 수도 있어 영구불임을 부를 수 있다. 그러므로 조기 발견과 신속한 치료가 필요하다.

치료는 자궁 내에 쌓여 있는 어혈과 적취를 풀어주고 기와 혈의 순환을 원활히 해주어야 한다. 그러나 이때 강하게 어혈과 적취를 풀어주다보면 소화기 계통이 손상될 수 있다.

몸의 기운이 약하고 소화기 계통이 좋지 않은 경우 기운을 손상하지 않는 범위 내에서 치료해야 한다.

혹시 내 몸에도?
자궁근종 자가 체크법

자궁근종은 전혀 증상이 없는 경우도 있지만 임상적으로 흔히 나타나는 증상을 요약하면 다음과 같다.

▶얼굴의 혈색이 나빠진다.

자궁근종이 생기면 알게 모르게 월경의 양이 많아져 빈혈이 되면서 혈기가 없어신다.

▶월경통이 생긴다.

근종 덩어리가 있으면 자궁이 이물질인 중핵을 밀어내려는 작용을 하게 되어 통증이 일어나고 혈류가 증가한다. 근육이 민감해진 월경시엔 한층 심해진다.

▶월경주기와 관계없이 부정성기출혈이 있다. 즉 하혈이 생길 수 있다.

▶허리가 아프다.

자궁근종이 있으면 골반내의 혈관이 압박되며 혈액순환까지 나빠져 골반내의 울혈이 생긴다. 출혈을 일으켜 하복부에 묵직한 통증을 느끼거나 허리도 아프게 된다.

▶대소변의 상태가 나빠진다.

대개 장의 작용이 저하되어 변비가 쉽게 온다. 방광을 압박하므로 소변보는 횟수가 많아지고 통증을 느끼거나 소변이 잘 나오지 않는 경우가 생긴다. 요관이 압박되면 요의 소통이 나빠져서 감염을 쉽게 일으켜 고열이 나며 소변 색깔이 탁하다. 또한 근종의 압박이나 근종 자체에 의해 혈류가 나빠지면 치질이나 정맥류가 생긴다.

▶맥박이 정상상태를 벗어난다.

근종으로 빈혈이 되고 혈관이 압박을 받기 때문이다. 커다란 근종으로 횡격막이 심장 쪽으로 밀려 올라가게 되면 심장의 중압감, 혈액의 순환력 저하 및 장애로 맥박이 정상을 잃게 된다.

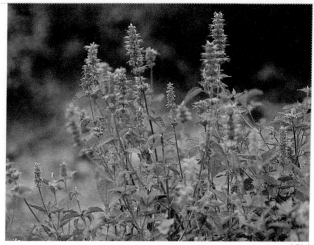

곽향

이런 것은 조심하세요!
자궁근종을 악화시키는 주범들

자궁근종을 악화시킬 수 있는 요인들을 찾아보자.

▶성장호르몬이 들어 있는 식품인 쇠고기, 닭고기, 우유 등은 자궁근종이 있을 때 먹는 양을 줄이는 것이 좋다.

▶커피, 튀긴 음식도 근종 증대의 원인이 될 수 있다.

▶섬유질이 적은 음식을 먹으면 변비로 인하여 에스트로겐 호르몬의 분비가 증가되어 문제를 일으킬 수 있다.

▶변비가 되지 않도록 아침 공복에 냉수를 마시는 것과 모관운동, 합장합척운동, 붕어운동을 하는 것이 도움이 된다.

▶간장기능이 저하되어도 남아도는 에스트로겐 호르몬을 분해시키지 못하므로 근종 치료에는 식이요법 외에 갑상선기능과 간장기능의 치료도 신경을 써야 한다.

특히 갑상선기능이 저하돼도 체내에 지방이 쌓이고 지방세포가 에스트로겐 호르몬의 생성을 촉진시켜 자궁근종을 악화시킬 수 있으므로 주의해야 한다.

▶이밖에 전자파는 자궁이나 유방 등을 단단하게 하여 종양화하는 작용이 있다고 하므로 전자레인지 작동 후 빨리 일정거리를 두고 떨어지는 것이 좋다.

▶자궁근종을 예방하려면 쌓인 스트레스를 그때그때 풀어야 하며 차가운 음식과 차가운 운동은 삼가야 한다. 이런 조건만 잘 지켜도 자궁은 건강하게 보호될 수 있다.

특히 한약재 반신욕을 활용하는 것은 자궁의 기능을 근본적으로 개선시켜 자궁근종 예방에 기여할 수 있는 가정 요법 중 한 가지이다.

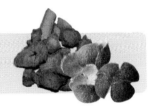

대황탕

대황 · 빈랑 · 청피 · 징출 각각 30g.

이상의 약재에 물 2*l*를 붓고 20분간 끓여서 약 1300㎖ 정도의 약즙을 걸러낸다. 이렇게 만든 것을 욕조물에 붓고 반신욕을 행한다. 하루 1~2회 정도 행하되 시간은 20~30분 정도가 적당하다.

이 처방은 자궁내에 쌓여 있는 어혈과 적취를 풀어주고 기와 혈의 순환을 원활히 해줘 자궁근종을 예방, 치료하는 효과가 있다.

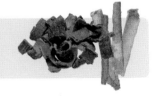

칠기탕

삼릉 · 봉출 · 진피 · 길경 · 곽향 · 육계 · 생강 각각 20g.

이상의 약재에 물 2*l*를 붓고 20분간 끓여서 약 1300㎖ 정도의 약즙을 걸러낸다.

이렇게 만든 것을 욕조물에 붓고 반신욕을 한다. 하루 1~2회 정도 하되 시간은 20~30분 정도가 적당하다.

이 처방은 기와 혈의 순환을 촉진하고 자궁질환을 예방해 자궁근종이 생기는 것을 예방하는 효과가 있다.

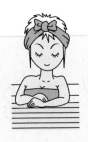

당해본 사람만이 아는 고역
방광염 다스리는 한약재 반신욕

　방광염에 걸리면 소변을 보고 싶어 화상실에 가도 적은 양의 소변만 배출될 뿐만 아니라, 처음 소변이 나오기 시작할 때 불쾌감이 있거나 몹시 아프고 심한 경우는 하복부까지 뻐근해진다. 흔히 방광염의 3대 증상은 잦은 소변, 통증, 탁한 소변 등이다.

　여성의 비뇨기는 생식기와 매우 가까이 위치해 있으므로 쉽게 방광염에 걸릴 수 있다. 여성이 남성보다 방광염에 잘 걸리는 것도 이런 이유 때문이다.

　여성의 경우 20세가 넘고 성적으로 활발해지면 방광염에 걸리는 경우가 비일비재하다. 여성의 요도는 남성에 비해 짧기 때문에 병균이 요도에 침범하기 쉽다. 몸의 상태가 정상인 여성에게는 대장균이 외음부나 요도 입구에 나타나지 않는데 만일 인체의 면역기능이 떨어졌다든지 소변을 너무 참았다든지 과로를 했거나 감기 등으로 몸의 저항력이 쇠약해졌을 때 쉽게 병균이 요도로 침입하면 방광염을 일으키게 된다. 경우에 따라서는 성관계를 할 때마다 요도 입구가 자극을 받음으로써 병균이 방광으로 침입하는 경우도 생긴다. 또한 강한 세제나 향수가 요도에 염증을 일으키고 이와 같이 주변부의 저항력이 약화되면서 방광염이나 칸디다성 질염에 걸릴 수도 있다. 또 성병이 요도로 침범할 경우 재발하기 쉬운 방광염을 일으킨다.

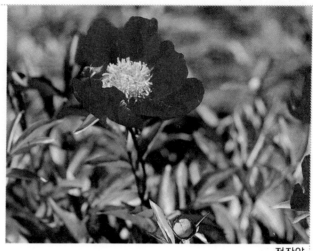
적작약

방광염의 증상을 살펴보면 갑자기 소변이 잦아지며 탁하고 소변을 볼 때 통증을 느낀다. 아랫배가 뻐근하기도 하고 심하면 소변 끝에 피가 섞여 나오기도 한다. 급성 방광염을 치료하지 않고 방치하면 신우신염으로 진행될 수도 있으며, 신우신염이 생기면 높은 고열과 오한이 난다. 또한 문란한 성생활이 오래 지속되거나 요도가 자극을 받았거나 성교 테크닉이 부족한 경우, 질염에 걸려있는 경우에도 방광염이 생길 수 있다.

양방에서의 치료는 주로 항생제를 복용하도록 하며 자꾸 재발하거나 6개월 이내에 두 번 이상 걸린 경우에는 성관계 후 증상이 없더라도 예방을 위해 항생제를 소량 복용하도록 한다.

한방적인 치료방법은 습열이 하체에 모여서 축적되고 저장되는 것을 발병원인으로 보고 있다. 따라서 치료는 열을 내리고 습을 제거하는 약물을 위주로 하며 혈액을 보충해주는 한약 처방을 활용하고 있다.

특히 만성 방광염은 여성의 질과 요도 사이에 만성염증을 일으키고 주변부를 약화시킨다. 이렇듯 기능적인 저하를 수반하는 질환에는 한약이 뛰어난 효과를 발휘

한다. 또한 한약은 세균성, 비세균성 모두 잘 치료되고 있으므로 투약 후 재발하지 않는 특성이 있다. 특히 방광염은 생활 속의 예방 대책이 매우 중요하다.

이것만은 지키자!
생활 속 방광염 예방 실천법

생활 속에서 요로 감염의 예방 및 경증감염과 재감염을 예방하는 손쉬운 실천 사항 14가지를 소개하면 다음과 같다.

▶ 매일 많은 양의 물을 마셔 많은 양의 소변이 배설되도록 한다.

▶ 소변을 자주 보도록 하고 배뇨시마다 방광을 완전히 비우는 훈련을 한다.

▶ 배변·배뇨시 앞에서 뒤로 세척하여 항문의 병균이 요도로 감염되는 것을 방지 한다.

▶ 성교 이전에는 손과 성기를 깨끗이 씻는다.

▶ 성교 이전과 직후에는 반드시 배뇨한다.

▶ 추운 곳에 오랫동안 있거나 소변을 오래 참지 말아야 한다.

▶ 잘못된 피임 방법들은 요도 감염을 일으킬 수 있다.

▶ 거품 형태의 피임제나 질정제는 요도를 자극할 수 있고 윤활제는 요도를 자극 하는 원인이 된다.

▶ 월경기간 중에는 패드를 자주 갈고 뒷물을 적어도 하루에 한 번 이상 하는 게 좋다.

▶ 비만한 여성들 중에 살을 뺀다고 코르셋이나 거들, 팬티스타킹을 즐겨 신거나 꽉 끼는 진바지를 입게 되면 통풍이 되지 않아 방광염에 걸리기 쉬우므로 이점 주의해야 한다.

▶ 자전거 타기, 수영, 승마 등 격렬한 운동은 질과 요도에 손상을 줄 수 있으므로 되도록 조심해야 한다. 특히 자전거는 좌석이 좁기 때문에 오랫동안 타면 배뇨 곤란이나 불감증을 유발할 수 있다.

▶ 카페인 성분이나 알코올도 방광을 자극하므로 주의해야 한다.

▶ 강한 향료나 정제 설탕, 전분이 다량 함유된 음식은 요도 감염의 원인을 제공하므로 삼간다.

▶ 생활에서 오는 스트레스를 줄이도록 노력하고 잘 먹고 충분한 휴식을 취하도록 한다.

특히 방광염에 걸린 경우는 하루에 2~3회 뜨거운 욕탕에 몸을 담그는 한약재 반신욕을 해주는 것이 좋다. 가장 손쉽게 증상을 완화, 개선시킬 수 있는 방법이기 때문이다. 이때 활용하면 좋은 처방을 소개하면 다음과 같다.

오림탕

적작약 · 치자 · 백복령 · 당귀 · 감초 각각 25g.

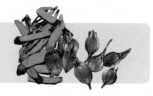

이상의 약재에 물 2ℓ를 붓고 20분간 끓여서 약 1300㎖ 정도의 약즙을 걸러낸다. 이렇게 만든 것을 욕조물에 붓고 반신욕을 한다. 하루 1~2회 정도 하되 시간은 20~30분 정도가 적당하다.

이 처방은 몸의 습열이 축적되고 저장돼 발생하는 방광염 치료에 좋은 효과가 있다.

청폐탕

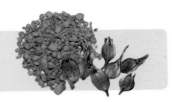

황금 · 치자 각각 40g.

이상의 약재에 물 2 l 를 붓고 20분간 끓여서 약 1300 ㎖ 정도의 약즙을 걸러낸다. 이렇게 만든 것을 욕조물에 붓고 반신욕을 한다. 하루 1~2회 정도 하되 시간은 20~30분 정도가 적당하다.

이 처방은 몸의 열과 습을 제거해 방광염 증상을 완화하고 개선하는 약효가 있다.

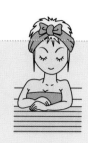

방치하면 무서운 병

골반염 다스리는 한약재 반신욕

골반염증은 여성의 골반에 생기는 염증으로 주로 생식기질환에 의해서 발생한다. 많은 여성들이 골반염증으로 고생하고 있으며 심해질 경우에는 난소와 나팔관에까지 염증이 퍼져 불행한 사태가 초래될 수 있다.

이러한 골반염증은 세균에 의해서만 생기는 것은 아니다. 각종 미생물이 자궁내막이나 혈관을 타고 자궁을 비롯한 난소, 난관까지 퍼지게 되어 생길 수 있다. 골반염증은 배우자가 성병을 가진 경우 여성에게 전염시켜 생기거나 성관계가 문란한 여성이 생기는 것으로 인식되고 있으나 가정 주부는 물론 성관계가 없었던 여성에게도 생길 수 있다.

그러므로 성관계가 문란한 여성은 물론 분만이나 유산수술 후 뒷처리가 좋지 않았거나 자궁에 염증이 있는데 루프를 끼웠다든지 혹은 경구피임약을 오래 복용한 경우에도 골반염증이 생길 수 있다.

급성 골반염증이 생기면 자궁내막은 충혈되고 부종이 생기며 난관에도 염증 현

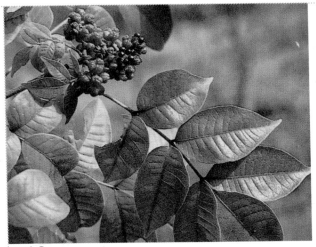
오수유

상이 생겨 난관 끝이 부어오르게 된다. 양쪽 난관 끝이 막히게 되면 예기치 못한 자궁외 임신이나 불임이 될 수도 있는 질환이 골반염이다.

만성 골반염이란 급성 골반염에 한 번 이상 걸린 적이 있는데 이때 치료를 충분히 받지 못했다면 염증이 나팔관이나 난소 등의 골반내 장기에 오랫동안 남아 골반내 장기나 장, 장간막 등과 유착을 일으킬 수도 있고 심하면 농양도 형성할 수 있는 것을 말한다.

한의학에서는 골반염을 병적인 대하의 범주에 포함시켜 설명하고 있다. 골반염의 원인과 증상을 살펴보면 평소 생각을 많이 하고 음식조절을 잘 하지 못하는 것이 원인이 되는 경우가 있는데, 이때는 백색의 대하가 지속적으로 조금씩 나오고 얼굴은 황색이며 소화장애가 있고 소변이 약하게 나오는 증상이 있다. 치료는 비장의 기운을 끌어올리면서 습을 제거해 주는 방법을 사용한다.

신장의 기능이 허약해서 골반염이 생기는 경우는 대하의 양은 적으나 지속적으로 흐르고 소변을 자주 보고 추위를 많이 탄다. 이때 그 치료는 신장을 보해 주면서 시원하면서 하체를 따뜻하게 해주어야 한다.

또한 외부의 나쁜 기운에 접촉되었거나 위생이 불결한 경우 또는 유산(인공·자연유산 포함)이나 출산 후 어혈이 자궁과 골반에 그대로 남아 있으면 대하의 양도 증가하고 황적색으로 나오며 기운이 상기되어 얼굴에 열감이 존재하면서 소변시 요도가 화끈거리고 속이 답답한 증상이 함께 나타나게 된다.

이때의 치료법은 하복부에 모여 있는 습열이나 어혈이 밖으로 배출되지 않고 몸 속에 그대로 남아 있기 때문이므로 열을 내리고 습을 제거하거나 어혈을 없애주는 좌궁단과 같은 좌약요법으로 치료하면 효과를 볼 수 있다.

특히 이러한 골반염에는 한약재 반신욕을 해주면 좋은데 그 처방을 소개하면 다음과 같다.

처방 93 좌금탕

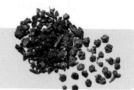

황련 · 오수유 · 생강 각각 40g.

이상의 약재에 물 2*l*를 붓고 20분간 끓여서 약 1300㎖ 정도의 약즙을 걸러낸다. 이렇게 만든 것을 욕조물에 붓고 반신욕을 한다. 하루 1~2회 정도 반신욕을 하되 시간은 20~30분 정도가 적당하다.

이 처방은 몸의 열을 제거해주고 각종 염증을 개선하는 효과가 있으므로 골반염의 치료에 응용하면 좋은 효과가 있다.

처방 94 수련탕

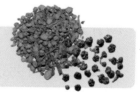

황금 · 오수유 각각 25g.

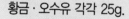

이상의 약재에 물 2*l*를 붓고 20분간 끓여서 약 1300㎖ 정도의 약즙을 걸러낸다. 이렇게 만든 것을 욕조물에 붓고 반신욕을 한다. 하루 1~2회 정도 하되, 시간은 20~30분 정도가 적당하다.

이 처방은 혈액순환을 개선시켜 골반염을 다스리는 데 도움이 된다.

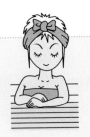

사는 재미가 없어요!
불감증 다스리는 한약재 반신욕

불감증이라 하면 중년 여성들에게 고민거리를 안겨주는 말하기 곤란한 여성질환 중의 하나이나. 일반적으로 아이를 낳고 난 후 기질적으로 질의 수축력이 떨어져서 생길 수 있으며 아이를 출산하지 않은 주부들에게도 발생할 수 있다.

최근에는 결혼 초기에도 성감을 느끼지 못하여 전문의를 찾는 경우도 상당하다. 진정한 결혼 생활의 즐거움을 느껴야 할 나이에 오히려 성생활이 고통스럽거나 전혀 느낌이 없는 경우는 상담과 치료를 받아보는 것이 좋다.

성이 개방와 불설과 남녀의 신지빌이 점차 좁혀지면서 자신의 감정을 숨기지 않고 떳떳하게 표현하는 것은 솔직하고 바람직한 현상이라고 볼 수 있다. 물론 최근에 이런 증상이 갑자기 늘어난 것은 아니라고 본다. 예전에도 대다수 여성들에게 불감증상이 있었겠지만 여성들이 쉽게 드러내놓고 말하지 못하였기 때문이다. 요사이는 신세대 주부나 중년 부인들이 어깨를 펴고 들어와 아무 거리낌없이 자기의 고민을 털어놓고 치료를 받는다.

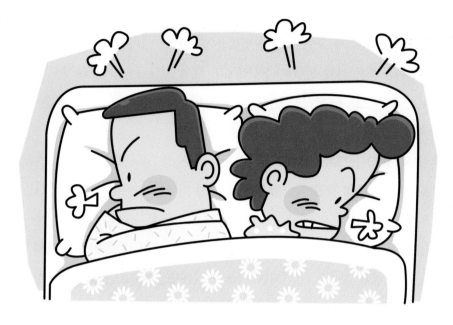

불감증은 성생활시 전혀 쾌감을 느끼지 못하는 여성들이 나타내는 증상을 말하지만 일반적으로는 오르가즘을 느낄 수 없는 여성에서부터 성생활을 할 수 없는 경우까지 폭넓은 의미로 사용되고 있다.

성생활을 할 수 없는 경우를 한방에서는 질경(膣痙)이라 하는데 성생활시 질의 근육 및 골반의 근육들이 경련을 일으키며 통증을 동반하게 되는 것을 말한다.

질경의 원인은 윤활유 역할을 하는 질내 분비물이 부족하기 때문이거나 자궁의 근종 및 자궁선근증으로 자궁이 딱딱하게 굳어 있기 때문으로 볼 수 있다. 그리고 정신적 자극으로 인해 여성 하복부의 기능이 떨어져 위축이 된 경우도 불감증의 원인 중 하나로 생각할 수 있다. 특히 불감증은 대체로 자궁내 질환에 원인이 있는 경우가 많다.

이와 같이 늘어진 질과 딱딱해진 자궁으로 인하여 나타나는 중년 여성의 불감증은 한의학적 치료로 제 모습을 찾는 방법을 연구하고 있다.

자궁이 튼튼하면 신체 전반이 건강해지고 특히 아름다운 피부와 용모 그리고 한층 젊어진 모습으로 변모시켜 준다. 여성의 내분비 계통의 치료에 대한 한의학의 우수성은 아무리 강조해도 지나침이 없을 것이다.

그러므로 불감증으로 고민하고 있는 여성이나 성 생활시 불결함을 느끼는 여성은 무조건 참고 있을 것이 아니라 용기를 내어 치료를 받아야 한다.

중년 여성에게 많이 나타나는 불감증의 경우 무엇보다도 강조하고 싶은 점은 정확한 진단을 통해서 원인이 되는 질병을 알아내어 그에 대한 치료를 하게 되면 불감증은 물론 성욕 자체도 항진되며 아울러 골다공증의 예방뿐 아니라 아름다움 까지 그대로 유지할 수 있게 된다는 것이나.

불감증을 일으키는 주범 4가지

▶ 정신적인 원인

스트레스, 근심, 우울증, 피곤함 또는 남편에 대한 불신감 등 정신적이고 심리적인 원인이 많다고 본다. 그 외에도 어렸을 때 성적인 충격을 받아 성인이 된 여성 중에는 성에 대한 두려움과 공포감으로 인해 정상적인 성생활에 지장을 주는 불감증이 올 수 있다.

▶ 성장배경

엄한 가정환경과 종교적인 분위기에서 자란 여성 중에 불감증이 올 수 있다. 이런 분들 중에 간혹 결혼 후 질경련으로 고생하는 수가 있다. 이때 질입구의 근육이 굳어져서 성교 자체를 할 수 없는 경우가 발생한다. 흔히 속궁합이 맞지 않는다는 뜻으로, 이로 인해 많은 여성들이 결혼생활에 파탄을 가져오기도 한다.

▶ 남편이 원인

부인이 오르가즘에 오르지 못했는데 남편은 자신의 욕구만 채워 버리는 경우가 이에 해당된다. 남편의 발기불능과 조루증 때문에 오르가즘에 이르지 못하는 여성도 있다. 남성들은 흔히 발기부전이나 조루라는 사실을 창피하게 여긴 나머지 부인과의 성적 접촉을 꺼리게 된다. 많은 부부들은 배우자의 성욕이 저하되면 자신을 개인적으로 싫어한다고 생각하여 결혼생활에 위화감을 초래하기 쉽다.

▶ 생활습관

첫째 여성의 과다한 음주는 오르가즘을 느끼지 못하게 한다.

적당한 음주는 성충동을 증대시키지만 과음을 하게 되면 성불능을 초래하기 쉽다. 특히 여성은 알코올 분해 효소가 남성보다 적어 적은 양의 알코올로도 간경화나 심장병에 걸릴 확률이 높다. 특히 임신부에게 있어서는 조금의 술이라도 기형아 출산의 우려가 있기 때문에 각별한 주의가 요망된다.

둘째 자전거를 많이 타는 여성에게 불감증이 생길 수 있다. 연구결과에 의하면 자전거의 딱딱한 좌석은 음핵의 기능을 떨어뜨리기 때문에 불감증과 배뇨장애를 초래할 수 있다고 본다. 왜냐하면 여성은 항문과 외음부 사이에 있는 혈관과 신경이 압박을 받아 성기능 장애와 배뇨 장애를 일으키기 때문이다. 남성도 마찬가지로 자전거와 같은 딱딱한 좌석에 오래 앉아 있으면 성기능 장애가 따른다는 발표가 있다.

셋째 소변을 오래 참는 것은 안 좋다.

넷째 질이나 자궁 부위에 염증이 있거나 각종 자궁질환이 발생해도 불감증에 걸릴 수 있다.

이러한 불감증은 무엇보다 예방하는 것이 가장 중요하다. 생활속의 불감증 예방법을 소개하면 다음과 같다.

불감증 예방하는 생활 실천법

▶우선 생식기를 항상 청결하고 건조한 상태로 유지하도록 노력한다.

▶몸에 꽉 끼는 팬티는 입지 않는다. 몸에 꽉 끼는 옷은 하복부의 혈액순환을 방해하기 때문에 각종 염증과 냉증을 유발한다.

▶비만도 불감증의 적이다. 비만해지면 몸매뿐 아니라 지방이 자궁에 축적되어 불감증을 일으킬 수 있는 요인이 되므로 체중을 줄여야 한다.

특히 출산 후나 중년기가 되면 성기의 신축성이 떨어지기 때문에 많은 고민을 한다. 이때 질 근육의 힘을 키우기 위해서는 '질근육강화운동법'을 실천하는 것이 좋다.

질근육 강화 운동법 3단계 실천법

▶1단계 : 소변을 참는 자세로 양 무릎을 오므려서 항문을 조이듯이 질 부위를 약 2초간 수축시켰다가 긴장을 푸는 것을 반복 운동한다.

▶2단계 : 이런 반복 훈련이 익숙해지면 5초 이상 수축과 이완을 반복하여 단련시키는데 하루 100번 이상 한다.

▶3단계 : 어느 정도 익숙해지면 질이 마치 물을 빨아올리듯 수축하고 다시 물을 내뱉듯이 풀어 버린다.

　이 운동은 항문근육과 질근육을 동시에 단련시킴으로써 불감증을 해소시킬 수 있다. 이 운동은 때와 장소의 제약을 받지 않고 혼자서도 얼마든지 할 수 있는 운동이기 때문에 습관처럼 계속하면 좋은 결과를 얻을 수 있다.

　특히 불감증을 예방하는 데 있어 한약재 반신욕을 활용하는 것도 많은 도움이 된다.

오수유쑥탕

오수유 · 말린 쑥 각각 20g.

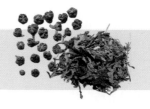

　이상의 약재에 물 2*l*를 붓고 20분간 끓여서 약 1300㎖ 정도의 약즙을 걸러낸다. 이렇게 만든 것을 욕조에 붓고 반신욕을 한다. 하루 2회 정도 하며 시간은 20～30분 정도가 적당하다.

　이 처방은 혈액순환을 촉진하여 자궁을 따뜻하게 해주는 작용이 있으므로 불감증 해소에 효과가 크다.

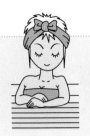

인류의 미래가 불안하대!

불임증 다스리는 한약재 반신욕

국내 사상 처음 1.17%라고 하는 최저의 출산율로 온 나라가 걱정스러워 한다. 물론 저출산율은 여러 가지 요인이 복합적으로 연계돼 있어 한 가지 원인으로 저출산율을 진단하기는 어렵다.

그러나 아이를 갖고 싶어도 임신이 되지 않아 아이를 낳지 못하는 사람들도 저출산율 조류에 일조를 하고 있는 것은 틀림없는 사실이다.

실제로 최근 들어 아이를 낳지 못해 고민하고 있는 불임부부가 날로 증가하고 있는 추세를 보이고 있다.

이러한 불임은 병적으로 임신이 성립되지 않는 상태를 말한다. 결혼한 부부가 일정기간 규칙적인 성생활을 하였음에도 불구하고 자연적인 임신이 이루어지지 않는 상태를 불임증이라고 한다. 즉, 여성이 결혼하여 정상적인 부부생활을 해왔고 배우자도 건강한데 1년이 지나도록 임신이 되지 않거나 혹은 이미 아기를 낳았더라도 그후 2년 이상 임신을 못하는 경우를 모두 불임증이라 정의하고 있다.

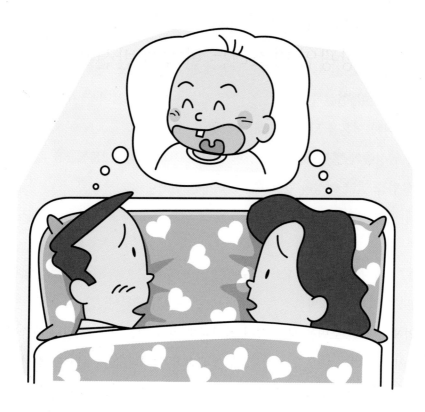

　통계적으로 볼때 결혼 직후 매월 임신될 확률은 20%이고 6개월 이내는 60%, 1년 이내는 90% 정도의 확률이 존재한다.

　이러한 불임증에는 한 번도 임신의 상태에 이르지 못한 원발성 불임과 1회 이상 임신 경험이 있으나 또다시 임신이 되지 않는 속발성 불임이 있다.

　한의학에서는 전통적으로 임신 성립의 기전을 말할 때 종자(種子) 또는 구사(救嗣)라고 하는 말을 사용해 왔다. 그래서 불임 해소의 방법 또한 종자술(種子術) 혹은 구사법(救嗣法)이라 하여 불임을 치료하는 원칙으로 삼고 있다.

　옛날에는 칠거지악(七去之惡)이라 하여 불임의 원인을 여성의 탓으로만 돌렸던

사회, 문화적인 관습이 있었다. 최근에도 결혼한 여성이 아기를 갖지 못하면 우선 원인을 알아보기도 전에 남성보다도 여성에게 모든 책임을 전가시키고 따가운 시선으로 보는 것이 현실이다. 이런 상태로 계속 시간이 흐르면 급기야 시댁의 냉대와 강요에 의해 이혼을 당하는 수모도 겪을 수 있다.

그러나 남성측의 병적 요인으로 인한 불임도 전체 불임의 3분의 1을 차지하고 있으므로 불임을 결코 여성의 탓으로만 돌려서는 안된다.

그런데 만일 불임증의 원인이 여성에게 있을 때는 무엇보다 여성의 자궁을 건강하게 하는 것이 가장 중요한 문제이다.

평소 꾸준히 걷는 운동을 통해 자궁을 튼튼하게 하고 비옥하게 만들어 임신이 잘되게 하고 특히 한약재 반신욕도 꾸준히 하면 불임증 극복에 큰 도움이 될 것이다.

익모초탕

익모초 50g.

익모초에 물 2*l*를 붓고 20분간 끓여서 약 1300㎖ 정도의 약즙을 걸러낸다. 이렇게 만든 것을 욕조물에 붓고 반신욕을 한다. 하루 2회 정도 하되 시간은 20~30분 정도가 적당하다.

이 처방은 자궁의 기능을 좋게 하고 비옥하게 만들어 임신이 잘 되게 하는 작용을 한다.

온경탕
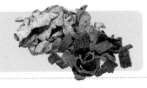

백출 · 육계 · 오수유 각각 40g.

이상의 약재에 물 2ℓ를 붓고 20분간 끓여서 약 1300㎖ 정도의 약즙을 걸러낸다. 이렇게 만든 것을 욕조물에 붓고 반신욕을 한다. 하루 1~2회 정도 하되 시간은 20~30분 정도가 적당하다.

이 처방은 냉한 자궁을 따뜻하게 하여 임신을 돕는 효능이 있다.

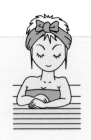

한 달에 한 번의 마술이 제멋대로!
월경불순 다스리는 한약재 반신욕

건강한 여성에게 있어서 월경은 보통 한 달에 한 번씩 찾아오는 것이 정상이다. 그런데 월경의 주기가 일정하지 않고 제멋대로 하며 양도 많거나 적거나 종잡을 수 없을때 흔히 월경불순(月經不順)이라고 한다.

월경은 여성에게만 일어나는 선택받은 생리현상이다. 근래에는 일반적으로 초등학교 고학년이나 중학생 정도의 12~16세 전후에 초경을 경험하게 된다.

그리고 임신이나 출산 과정을 겪으면서 50세 전후의 폐경까지 한 달에 한 번 규칙적인 월경이 있는 것을 정상월경이라고 한다.

마치 하늘의 달이 한 달에 한 번씩 초생달과 보름달로 변화의 과정을 거치듯이, 또는 바다에 썰물과 밀물이 있어 조수간만의 차이를 보이듯이 여성의 몸도 다달이 월경이라는 생리적인 과정을 거치면서 신체적인 변화를 체험하고 있다.

그런데 월경의 병적 이상은 의외로 다양한 것이어서 여성의 자궁 및 그 부속기관의 장애, 정서적인 불안정, 외기(外氣)의 환경, 신체내 타 장기의 이상, 기타 질병 등에 의하여 여러 가지 형태로 나타난다.

하여간 어떤 원인에 의해서든지 생리기간이 일정치 않고 너무 빠르거나 혹은 너무 늦거나, 생리량이 많거나 혹은 적거나, 생리 색에 변화가 있으면서 냄새가 나는 등 생리 현상에 이상이 나타나는 것을 월경이상이라고 한다.

월경 이상에는 월경 기간의 이상에 따른 것, 다시 말해 정상 월경기 이전에 출혈이 시작되는 빠른 월경인 경조(經早), 월경 주기 이후 며칠씩 늦어져서 나타나는 늦은 월경인 경지(經遲)로 구분한다. 월경량의 이상에 따른 경우에는 출혈량이 이상적으로 소량인 과소월경(過少月經), 정상보다 다량으로 출혈되는 과다월경(過多月經)으로 분류한다.

정상적인 월경색은 암적색 또는 갈홍색을 띠나 죽은 피와 같이 검은 암흑색이나 너무 색이 옅은 담홍색 또는 선홍색을 띠는 경우는 모두 비정상적인 월경색으로 분류한다.

각각의 원인과 증상 치료를 간단히 살펴보면 빠른 월경(經早)의 원인은 첫째 신(腎) 가운데 화(火)가 왕성하면 월경이 많고 열이 있으며 가슴이 두근거리고 색이 자색 또는 홍색이고 허리와 배가 아프다. 또 손발에 화끈거리는 열도 난다.

이럴 경우 그 치료는 화(火)를 제거해 주면서 부족한 수(水)를 보충해 주는 치료법을 쓴다.

둘째 스트레스나 분노 등으로 화(火)가 왕성하면 신체적 증상은 추웠다, 더웠다 하고 가슴과 옆구리가 아프며 머리도 지끈지끈 아프다. 월경량은 많으면서 월경색은 붉거나 자색이다.

그 치료는 간의 화를 꺼준다. 아울러 울체된 기를 풀어주는 방법을 사용한다.

셋째 심장과 비장의 기운이 허약하면 월경색도 묽고 양도 적다. 피곤하고 어지러

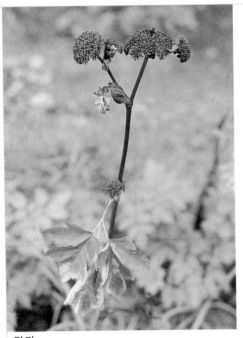
당귀

우며 가슴이 두근거린다. 그 치료는 기와 혈을 보충해 주고 심장과 비장의 기운을 돋우어 준다.

월경의 주기가 며칠씩 늦게 나타나는 늦은 월경(經遲)의 원인은 간장과 비장, 신장이 허약하거나 자궁에 기와 혈이 뭉쳐 있거나 담습과 차가운 기운이 막힌 것으로 볼 수 있다. 간, 비, 신 3가지의 기운이 허약할 경우 피가 적고 빈혈이 나타나며 월경의 색도 담백하고 얼굴은 창백하다. 이럴 경우 그 치료는 부족한 장기의 기운과 피를 북돋아준다.

자궁에 기와 혈이 뭉쳐 있을 경우 아랫배가 아프고 누르면 통증이 심하다. 월경 색은 맑고 양은 적으며 허리도 당기고 배도 아프다. 또한 속에 열이 뭉쳐 있을 경우 월경색은 자흑색이 되고 갈증을 느끼며 변비도 생길 수 있다. 이럴 경우 그 치료는 자궁을 따뜻하게 해주고 피와 기운을 소통시켜 주는 좌약요법인 좌궁단을 사용한다.

담습과 차가운 기운이 막혀서 나타나는 경우 월경색은 묽고 양은 적으며 평상시 하얀 냉대하가 있고 간혹 속이 메슥거릴 수 있다. 찬 기운이 막혀 있을 경우 허리와 아랫배가 아프며 소변은 맑고 변도 묽다. 이럴 경우 그 치료는 뭉쳐 있는 담과 습을 제거해주고 정체된 찬 기운을 풀어준다.

출혈량이 이상적으로 소량인 과소월경의 원인은 간과 신장이 허약하고 자궁이 차고 어혈이 몸에 쌓여 나타난다. 간과 신장이 허약한 경우 어지럽고 손발이 차며 옆구리가 아프다. 이럴 경우 그 치료는 간과 신장을 보해주고 풍사(風邪)를 제거해 준다.

또 월경색이 맑고 하얗거나 양이 감소되고 아랫배가 은근히 아프면서 맑은 냉이 흐르기도 한다. 이럴 경우 그 치료는 월경을 조절하면서 자궁의 찬 기운을 몰아낸 다.

어혈이 몸에 쌓여 나타나면 월경색은 자흑색이고 비린내가 나며 냄새가 심하다. 또한 입이 마르면서 혀끝이 붉다. 이럴 경우 그 치료는 자궁 및 몸 안의 어혈을 제거하여 월경을 조절해주는 치료법을 쓴다.

다음으로 정상보다 다량으로 출혈되는 과다월경의 경우이다. 주요 원인은 피에 열이 많거나 피와 기운이 부족해서 나타난다. 피에 열이 많은 경우 월경에 덩어리가 많고 비린내가 나며 혀는 홍색이다. 이럴 경우 그 치료는 간의 기운을 도와주면서 피의 열을 식혀준다.

한의학 고전에 열 명의 장부를 치료하기보다 한 명의 부인을 치료하기가 더 어렵다는 말이 있다.

부인과 질병을 치료하는 데 있어서 남성과 달리 복잡한 처방을 사용하는 것은 부인에게 임신, 출산, 생리 등 여성 특유의 생리현상이 있기 때문이다. 아무튼 건강한 여성에게 있어서 월경은 한 달에 한 번씩 찾아오는 것이 정상이다.

그런데 만약 그렇지 못하고 월경불순이 나타날 경우 한약재 반신욕을 하면 좋은 효과를 기대할 수 있다. 이때 활용하면 좋은 처방을 소개하면 다음과 같다.

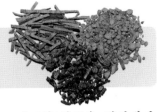

처방 98

삼황탕

황백 · 황금 · 황련 약쑥 각각 30g.

이상의 약재에 물 2*l*를 붓고 20분간 끓여서 약 1300㎖ 정도의 약즙을 걸러낸다. 이렇게 만든 것을 욕조물에 넣고 반신욕을 한다. 하루 1~2회 정도 하되 시간은 20~30분 정도가 적당하다.

이 처방은 생리량이 많으면서 몸에 열이 많을 경우 응용하면 좋은 효과를 볼 수 있다.

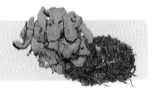

처방 99

천당탕

당귀 · 향부자 · 천궁 홍화 육계 각각 25g

이상의 약재에 물 2*l*를 붓고 20분간 끓여서 약 1300㎖ 정도의 약즙을 걸러낸다. 이렇게 만든 것을 욕조물에 넣고 반신욕을 한다. 하루 1~2회 정도 하되 시간은 20~30분 정도가 적당하다.

이 처방은 생리량이 적으면서 생리통이 있고, 아랫배가 차가울 때 쓰면 좋은 효과를 볼 수 있다.

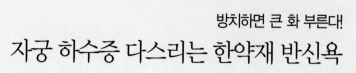
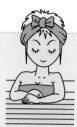

방치하면 큰 화 부른다!
자궁 하수증 다스리는 한약재 반신욕

여성의 자궁이 밑으로 내려오거나 심지어 질 밖으로 나오는 증상을 자궁 하수증이라고 한다.

이 병은 대부분 아이 출산시 원만한 처리를 하지 못한 결과 포락이 손상되었거나 산후에 너무 일찍 과도한 운동을 한 결과 비장이 손상되어 나타난다. 즉 기가 허약해지면서 자궁이 밑으로 함몰되어 수렴과 승강 능력이 없어져 버린다.

또 잦은 출산으로 신장의 기가 유난히 허약하여 대맥의 기능이 상실되어도 나타날 수 있다. 여성의 자궁이 정상 위치에서 질을 따라 내려오거나, 자궁 경부 바깥쪽이 수직선 이하로 내려오고 심지어 자궁이 완전히 질 밖으로 빠져나올 때도 있다.

이때 만약 자궁이 질 밖으로 빠져나왔다면 마찰로 인해 손상되면서 시뻘겋게 붓고 허물게 되어 누런 짓물이 나오고 대하의 양이 많아지며 고름처럼 누렇게 된다. 고약한 냄새도 나며 항문이 붓고 아프다. 열이 나고 갈증이 있으며 소변은 적황색에 화끈거리는 통증이 있는데 이때는 무엇보다 과로를 피해야 한다.

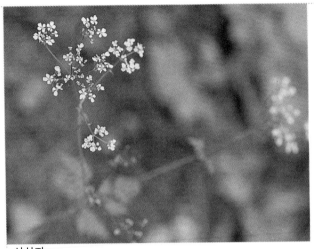
사상자

특히 출산 후 얼마 지나지 않
았을 때는 쭈그려 앉거나 복부에
압력을 가하는 어떤 일이나 동작
을 삼가야 한다. 날마다 배변을
하는 습관을 기르고 만일 분비물
이 많아지면 국부의 건조상태에
주의를 기울여야 한다.

이러한 자궁 하수증에도 한약
재 반신욕을 하면 좋은 효과를 볼 수 있는데 이때 활용하면 좋은 처방을 소개하면
다음과 같다.

 처방 100

금은화탕

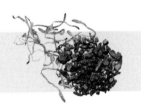

금은화 · 포공영 · 사상자 · 황련 · 고삼 · 황백 각각 20g.

이상의 약재에 물 2l를 붓고 20분간 끓여서 약 1300㎖의 약즙을 걸러낸다. 이렇
게 만든 약즙으로 좌욕을 한다. 하루 2회 정도 하되 시간은 20~30분 정도가 적당
하다. 이 처방은 자궁 하수증과 함께 누런 분비물이 나오는 환자에게 적용하면 좋
은 효과를 볼 수 있다.

 처방 101

승마지각탕

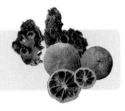

승마 · 지각 · 당귀 · 사상자 · 유황 · 몰약 · 적작약 · 팥 · 오배자 각각 15g.

이상의 약재에 물 2*l*를 붓고 20분간 끓여서 약 1300㎖ 정도의 약즙을 걸러낸다. 이렇게 만든 것을 욕조에 붓고 반신욕을 하면서 외음부를 씻는다. 하루 2회 정도 하되 시간은 20~30분 정도가 적당하다.

이 처방은 자궁하수증에 좋은 효과가 있다.

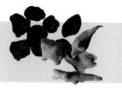

처방 102

오매탕

오매 · 오배자 · 지각 각각 40g.

이상의 약재에 물 2*l*를 붓고 20분간 끓여서 약 1300㎖ 정도의 약즙을 걸러낸다. 이렇게 만든 것을 욕조에 붓고 좌욕이나 반신욕을 한다. 하루에 2회 정도 하며 시간은 20~30분 정도가 적당하다.

이 처방은 허증으로 인해 유발된 자궁하수증에 좋은 효과가 있다.

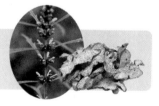

처방 103

익모초탕

익모초 · 백출 · 복령 · 황금 각각 30g.

이상의 약재에 물 2*l*를 붓고 20분간 끓여서 약 1300㎖ 정도의 약즙을 걸러낸다. 이렇게 만든 것을 욕조물에 넣고 반신욕을 한다. 하루에 2번 정도 하되 시간은 20~30분 정도가 적당하다.

이 처방은 비허증으로 인해 발생한 자궁 하수증에 적용된다.

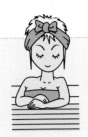

내 몸의 뼈를 사수하라!

골절 다스리는 한약재 반신욕

골절은 외부의 힘에 의해 뼈가 부러졌거나 금이 간 상태를 말한다. 즉 뼈의 연속성이 완전 또는 불완전하게 소실된 상태로 국부가 붓고 아프며 기형이 되거나 활동에 이상이 생기는 것 등 각종 기능 장애가 나타나는 것이 임상적인 특징이다.

이러한 골절은 외부의 힘이 직접 뼈에 작용하여 나타나는 것이다. 따라서 골절 초기 때 1~2주는 근육과 뼈, 경맥의 손상으로 피가 경맥을 벗어나 응체되거나 어혈이 형성된다.

그 결과 뭉쳐진 어혈이 흩어지지 않고 경락을 막아 기혈이 원활하게 소통이 안 됨으로써 붓고 아프게 된다.

손상을 입은 뒤 3주 정도 지나 골절이 접합기에 접어들면 부어오른 것이 점차 사그라들고 통증도 두드러지게 감소하게 된다.

임상에서는 병의 증상과 신체에 나타난 현상을 가지고 명확한 진단을 내릴 수가 있다. 이 병은 반드시 외상을 입은 적이 있으며 국부에서는 붓고 아프며 어혈반점이 나타난다. 심한 경우에는 기형이 될 수도 있고 활동장애와 기능장애를 유발할 수도 있다.

국부검사에서는 압통이 있고 두드리면 아파오는 양성반응이 나타나며 뼈의 마찰음도 들을 수가 있다.

이러한 골절을 당했을 때 한약재 반신욕은 반드시 병행해야 할 가정요법 중 하나다.

한약재 반신욕을 해주면 혈액순환을 촉진하고 어혈을 없애주며 근맥과 뼈를 이어준다. 또 부어오른 것을 가라앉히며 통증을 멎게 하는 등의 효과가 있기 때문이다. 이런 효과를 나타내는 처방을 소개하면 다음과 같다.

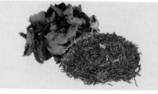

처방 104

강활홍화탕

당귀·강활·홍화·백지·방풍·유황·몰약·골쇄보·
속단·모과·봉선화·산초 각각 10g.

이상의 약재에 굵은 소금 30g, 소주 1병을 섞어서 물 2ℓ를 붓고 20분간 끓여서 약 1300㎖ 정도의 약즙을 걸러낸다. 이렇게 만든 약즙에 환부를 담그고 반신욕을 한다. 하루 2회 정도 하며 시간은 20~30분 정도가 적당하다.

이 처방은 경락을 덥게 하고 소통시키며 어혈을 제거하여 부어오른 것을 가라앉히면서 뼈가 붙는 것을 도와준다.

따라서 골절이나 탈골 등 모든 근맥힘줄질환과 오래된 손상에 저리고 아픈 증상에 응용하면 좋은 효과가 있다.

13기생탕

봉선화 · 상기생 · 당귀 · 구등 · 계혈등 · 백급 · 해동피 · 택란 · 약쑥 · 모과 · 강활 · 홍화 · 계지 각각 10g.

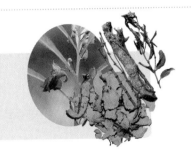

이상의 약재에 물 2*l*를 붓고 20분간 끓여서 약 1300㎖ 정도의 약즙을 걸러낸다. 이렇게 만든 것을 욕조에 붓고 좌욕이나 반신욕을 한다.

하루 2회 정도 하되 시간은 20~30분 정도가 적당하다. 특히 반신욕을 할 때는 수건에 약즙을 적셔서 환부를 살살 문질러주면 좋다.

이 처방은 간장과 신장을 보하고 근맥과 뼈를 튼튼하게 하며 혈액순환을 촉진하는 효과가 있다.

따라서 골절이 봉합된 후 또는 연조직 손상이 회복되지 않은 상태의 근맥과 뼈의 시큰함을 개선하는 효과가 있다.

또 관절활동이 부자유스러운 경우나 근육이 굳어지는 경우, 아킬레스건이 달라붙은 경우 등에 응용하면 좋은 효과를 볼 수 있다.

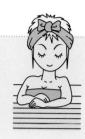

지긋지긋 잘 낫지 않는 만성병
오십견 다스리는 한약재 반신욕

어깨 관절을 둘러싸고 있는 관절막이 퇴행성 변화를 일으키면서 염증을 유발하는 질병을 오십견이라고 한다.

이 병은 특히 50세 이상의 사람들에게 많이 발생되는 경향이 있어 오십견이라는 병명이 붙여졌다.

그러나 최근들어서는 20~30대 젊은 층에서도 빈번하게 발생하고 있고, 특히 여성들에게 다발하는 경향을 나타내고 있다.

이러한 오십견의 발병 원인은 인체의 퇴행성 변화와 관련이 깊다. 한의학에서는 사람이 50세가 되면 신기가 부족해지고 기혈도 점차 약해진다고 하였다.

여기에다 설상가상으로 오랫동안 피로가 누적된 데다 어깨를 냉기에 노출시키면 근맥이 뭉쳐지면서 이 병을 유발하기 때문이다.

이렇게 발생하는 오십견은 병이 완만하고 과정이 비교적 길다. 처음 발병할 때의 증상은 어깨가 아프고 활동이 부자유스러우며 뻣뻣한 느낌이 있다. 국부에는 추위

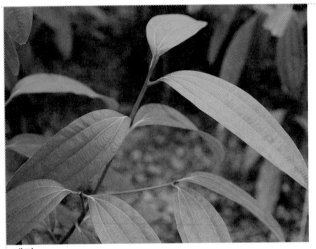
계지

를 타게 되고 밤이 되면 통증이 심해진다. 통증은 목 부위와 팔로 뻗어나가지만 감각장애는 나타나지 않는다.

그러나 바깥으로 뻗어서 쳐들어올리는 동작이 더욱 심하게 어려워져서 머리를 빗을 수가 없고 심지어 옷을 벗지도 못하며 아픈 쪽으로 등부위를 만질 수도 없게 된다. 더욱 심한 경우는 어깨근육에 경련을 일으키거나 위축되기도 한다.

이러한 오십견은 초기에 치료하는 것이 무엇보다 중요하다. 특히 최근들어서는 심각한 운동부족으로 젊은층에서도 많이 발생하는 경향이 있으므로 평소 전신운동을 꾸준히 해주어 미리미리 예방하는 것이 좋다. 특히 평소 한약재 반신욕을 통해 근육의 뭉침을 풀어주고 혈액순환을 촉진시켜 주는 것도 오십견의 예방과 치료에 도움이 될 것이다.

이때 활용되는 처방은 주로 경맥을 덥게 하고 혈액순환을 촉진하며 근맥을 시원하게 하여 통증을 멎게 하는데 초점을 둔다. 이때 활용하면 좋은 처방을 소개하면 다음과 같다.

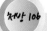

오수유율무탕

오수유·율무·나복자·토사자·자소자·굵은 소금 각각 20g.

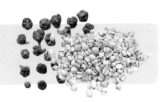

우선 소금을 노랗게 볶은 뒤 나머지 약재를 넣고 함께 색깔이 변하도록 볶는다. 그런 다음 약재와 소금을 면주머니에 넣고 뜨거울 때 환부를 찜질하면서 어깨관절을 움직여준다.

하루에 3회씩 하되 2일간 행한 뒤 사흘째는 약재를 물로 달여 환부를 씻으면서 수건에 약물을 적셔 환부를 덮고 주무른다.

이 처방은 경맥을 덥게 하고 몸의 한기를 몰아내며 습을 제거하여 통증을 멎게 하는 효능이 있다. 따라서 각종 원인에 의해 유발된 오십견 치료에 좋은 효과를 나타낸다.

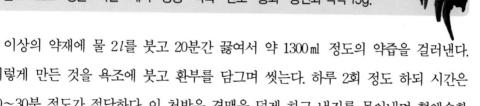

처방 107

천초오오탕

천오 · 초오 · 창출 · 독활 · 계지 · 방풍 · 약쑥 · 산초 · 홍화 · 봉선화 각각 15g.

이상의 약재에 물 2*l*를 붓고 20분간 끓여서 약 1300㎖ 정도의 약즙을 걸러낸다. 이렇게 만든 것을 욕조에 붓고 환부를 담그며 씻는다. 하루 2회 정도 하되 시간은 20~30분 정도가 적당하다. 이 처방은 경맥을 덥게 하고 냉기를 몰아내며 혈액순환을 촉진하고 소통시키는 효능이 크다.

따라서 연조직 손상이 오래 되었거나 관절의 활동기능장애 등의 병증에 응용하면 좋은 효과가 있다.

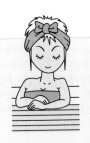

현대인의 고질병
허리 근육 손상 다스리는 한약재 반신욕

　허리 근육의 손상 만큼 대중적인 질병도 드물다. 남녀노소 할 것 없이 무두에게서 발병될 수 있다.

　주요 증상은 허리와 등 부위 근육·근막 등 연조직의 섬유화 또는 뻣뻣하게 경직되는 현상이 나타난다.

　이러한 허리 근육의 과로 손상을 유발하는 원인은 참으로 다양하다. 예를 들어 급성으로 허리가 삐는 손상을 입었을 때 제때 치료를 하지 못했거나 올바른 치료와 철저한 치료를 하지 못했을 때 허리 근육이 손상을 유발할 수 있다.

　또 상기신 농안 불량한 지세로 일하는 사람에게 많이 나타난다. 즉 장기간 동안 허리를 굽혀 일하는 경우나 한쪽 어깨로 무거운 짐을 지거나 장시간 동안 몸을 굽히는 자세를 취하면 특히 해롭다.

　특히 허리 부위의 급성 외상이나 냉기와 습기에 노출되는 경우, 관절 주위의 연조직과 인대가 손상되어도 발생할 수 있다.

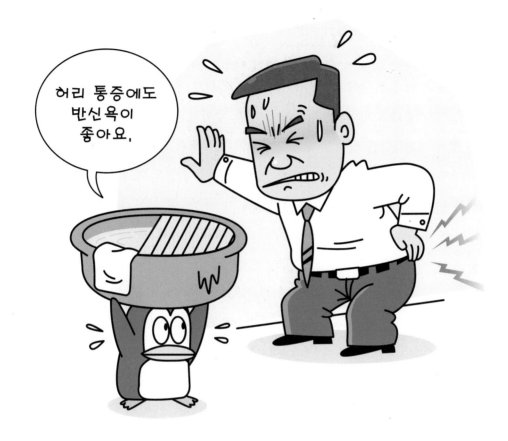

이러한 허리근육 손상은 주로 요통과 손상 부위의 관절에 통증이 나타나고, 부어 오르면서 관절활동이 각기 다른 정도의 장애를 나타낸다는 것이다.

이때 나타나는 통증은 대부분 은근한 통증이 심해졌다, 가벼워졌다 하면서 늘 반복적으로 발작한다.

휴식을 취하고나면 증세가 가벼워지고 허리를 굽혀 일하기가 어렵다. 허리를 억지로 구부리면 통증이 격렬해진다. 늘 두 손으로 허리를 두드리면서 통증을 덮고자 한다.

소수의 환자는 엉덩이 부위와 허벅지 뒤쪽의 상단 부위에 더부룩한 통증이 나타나기도 한다.

특히 허리 부위의 손상이 냉기, 습기와 함께 있는 경우는 날씨가 흐리거나 비가 오면 요통이 가중되고 힘이 없다. 따뜻한 곳을 좋아하고 냉기와 추위를 싫어한다. 냉기를 받거나 피로하면 병세가 더욱 가중되어 발작을 일으키며 허리가 끊어질 듯한 통증으로 자세가 구부러진 채 제대로 펼 수가 없고 활동도 제대로 할 수가 없다.

이러한 허리 근육 손상을 다스리는 한약재 반신욕은 혈액순환을 촉진하고 어혈을 제거하며 습기를 몰아내어 통증을 멎게 하는 효과가 있다.

처방 108 유향몰약탕

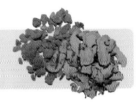

유향 · 몰약 · 당귀 · 홍화 · 우슬 각각 25g, 식초 100ml.

이상의 약재에 물 2*l*를 붓고 20분간 끓여서 약 1300㎖ 정도의 약즙을 걸러낸다. 이렇게 만든 것을 욕조에 붓고 식초를 섞은 뒤 반신욕을 한다. 하루 2회 정도 하며 시간은 20~30분 정도가 적당하다.

이 처방은 혈액순환을 촉진하고 어혈을 제거하며 통증을 멎게 하는 효능이 있다. 따라서 허리 근육 손상으로 통증이 심한 경우에 적용하면 좋은 효과가 있다.

처방 109 대소계계탕

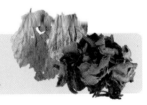

대계 · 소계 · 비해 · 뽕잎 · 강활 · 독활 · 천궁 · 홍화 · 대황 각각 15g.

이상의 약재에 물 2*l*를 붓고 20분간 끓여서 약 1300㎖ 정도의 약즙을 걸러낸다.

이렇게 만든 것을 욕조에 붓고 반신욕을 하면서 환부를 문지르며 씻는다. 하루 1~2회 정도 하되 시간은 20~30분 정도가 적당하다.

이 처방은 혈액순환을 촉진하고 부어오른 것을 가라앉히며 통증을 멎게 하는 효능이 있다. 따라서 연조직 손상으로 인해 붓고 아픈 통증에 응용하면 좋은 효과가 있다.

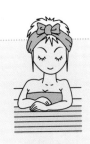

남성들은 괴롭다!
유정 다스리는 한약재 반신욕

유정은 성교가 없는 데도 정액이 저절로 흘러나오는 병증이니, 이는 대부분 신장이 허약하여 정액을 간직할 능력이 없거나 열이 고환을 침범하여 빚어지는 경우가 많다.

그 중에서도 꿈을 꾸면서 정액을 유출하는 것을 몽정이라고 하고, 꿈을 꾸지 않았는 데도 정액이 흘러나오는 것을 유정이라고 한다. 심지어 깨어있을 때에도 정액이 흘러나오는 활정도 있다.

이러한 유정은 신경 쇠약 전립선염, 정낭염 등의 범주에도 넣고 있으며, 과도한 신생활로 손상을 입었거나 청소년 시기 수음을 과다하게 한 결과 신성을 허약하게 만들어 정액을 간직할 수 없게 만든 것이 주요 원인이다.

또 무절제한 음식 섭취나 정서적인 우울 등도 유정을 유발할 수 있다.

이러한 유정을 다스리는 한약재 반신욕 처방을 소개하면 다음과 같다.

오배자탕

오배자 120g.

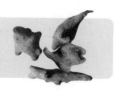

이상의 약재에 물 2*l*를 붓고 20분간 끓여서 약 1300㎖ 정도의 약즙을 걸러낸다. 이렇게 만든 것을 욕조물에 넣고 반신욕을 한다. 이때 아랫배를 살살 마사지해주면 더욱 좋다. 하루 1~2회 정도 하되 시간은 20~30분 정도가 적당하다.

이 처방은 수렴작용을 통해 유정을 멈추게 하는 효능이 있다.

약쑥탕

약쑥 120g.

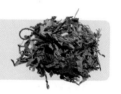

약쑥을 면주머니에 넣은 뒤 물 2*l*를 붓고 20분간 끓여서 약 1300㎖ 정도의 약즙을 걸러낸다. 이렇게 만든 것을 욕조물에 넣거나 욕조물에 약쑥 주머니를 띄워놓고 반신욕을 한다. 하루 한 번씩 하되 시간은 20~30분 정도가 적당하다.

이 처방은 신장을 덥게 하여 유정을 멎게 하는 효능이 있다. 따라서 신장기능의 허약으로 인해 유발된 유정이나 조루증에 응용하면 좋은 효과를 볼 수 있다.

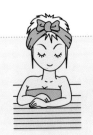

고개숙인 남성들의 최대 고민

발기부전 다스리는 한약재 반신욕

발기부전증이라 말 그대로 발기가 안 되는 것을 말한다. 따라서 정상적인 성생활을 할 수가 없다.

아마도 남성들이 가장 두려워하는 증상이 바로 발기부전증이 아닐까 싶다. 이는 남성 힘의 상실을 의미하는 것이며, 그래서 고개 숙인 남성의 비애는 참으로 크다.

한의학에서는 발기부전증이 무절제한 성생활이나 과도한 수음 등으로 인하여 발생하는 것으로 본다.

또 노년기 때 신장의 기능이 허약해지고 명문화가 쇠퇴되어 정기 허약으로 인해 성기능이 약해지면서 음경이 빈기가 제대로 되지 않는다고 본다.

이외에도 과도한 근심과 걱정 등으로 말미암아 심장과 비장이 손상을 입어도 발기부전은 발생될 수 있고 우울이나 분노로 간기능에 영향을 미쳐도 발기부전은 유발될 수 있다.

따라서 발기부전증을 개선하기 위해서는 신장을 따뜻하게 하고 몸의 양기를 북돋아주며 열을 내리고 몸의 수분대사가 원활하게 이루어지도록 해야 한다. 이러한 효과가 있는 한약재 반신욕 처방을 소개하면 다음과 같다.

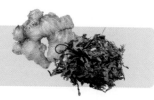

처방 112

생강약쑥탕

생강 · 약쑥 각각 60g.

이상의 약재에 물 2l를 붓고 20분간 끓여서 약 1300㎖ 정도의 약즙을 걸러낸다. 이렇게 만든 약즙으로 반신욕을 한다. 하루 1~2회 정도 하되 시간은 20~30분 정도가 적당하다.

이 처방은 신장을 덥게 하여 한기를 몰아내는 효능이 있다. 따라서 명문화의 쇠약으로 인해 발생한 성기능장애나 발기부전 치료에 응용하면 좋은 효과가 있다.

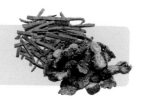

처방 113

황백지모탕

황백 · 지모 · 창출 · 우슬 · 차전자 각각 25g.

이상의 약재를 굵게 부순 뒤 물 2l를 붓고 20분간 끓여서 약 1300㎖ 정도의 약즙을 걸러낸다. 이렇게 걸러낸 약즙을 욕조에 붓고 반신욕을 한다. 하루 한 번 정도 하되 시간은 20~30분 정도가 적당하다. 반신욕을 할 때는 성기를 마사지해주는 것이 좋다.

이 처방은 발기부전이나 발기불능증에 효과가 있다. 특히 소변색이 시뻘겋고 하체가 시큰하며 기운이 없는 증상에 적용하면 좋은 효과를 나타낸다.

음양곽파극천탕

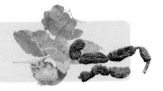

음양곽 · 파극천 · 택사 · 석창포 · 시호 · 복신 · 산수유 · 육계 각각 15g.

이상의 약재에 물 2ℓ를 붓고 20분간 끓여서 약 1300㎖ 정도의 약즙을 걸러낸다.

이렇게 만든 것을 욕조에 붓고 반신욕을 하면서 아랫배를 마사지해준다. 하루 한 번씩 하되 시간은 20~30분 정도가 적당하다.

이 처방은 신장을 보하고 양기를 크게 북돋아주므로 발기부전증이나 남성 성기 능장애 치료에 좋은 효과가 있다.

뚱뚱보는 싫어요!

다이어트 효과 짱! 한약재 반신욕

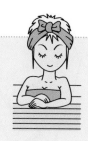

밥 한 끼를 먹을 때도 가장 먼저 칼로리를 떠올리는 것이 현대인의 모습이다. 늘어난 뱃살을 걱정하며 획기적인 다이어트 약물이 개발되기를 손꼽아 기다려 보기도 한다.

이 모두는 현대인의 걱정거리 비만이 몰고 온 이 시대의 자화상이다. 성인 10명 중 3명이 소위 비만 때문에 고통받고 있다. 이것은 비단 우리나라에 국한된 문제가 아니다. 전 세계적인 골칫거리다. 오늘날 비만은 인류 공동의 적이 되고 있다.

비만이 초래하는 크고 작은 폐해 때문이다. 단지 뚱뚱한 몸매가 보기 싫다는 이유만으로 비만이 문제가 되는 것은 결코 아니다.

뚱뚱한 몸집은 정상적인 일상생활의 활동장애는 물론 취직이나 결혼에도 나쁜 영향을 미친다. 심지어 질병의 발생이나 인간의 수명까지 단축하는 주범으로 내몰리고 있다.

실제로 비만은 고혈압이나 당뇨병 등 소위 현대인의 불치병으로 일컬어지는 각

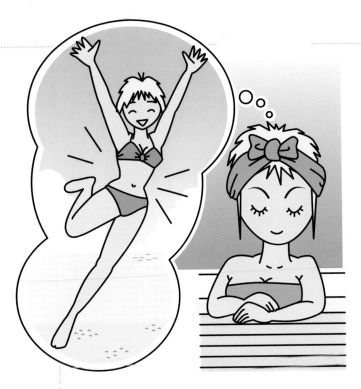

종 성인병의 발병과 밀접한 관련이 있는 것으로 밝혀지고 있다. 따라서 비만은 반드시 해결해야 할 지상과제라고 할 수 있다.

이러한 비만 치료에 한약재 반신욕을 활용하는 것은 가장 안전하게, 가장 손쉽게 그리고 가장 효과적으로 살을 뺄 수 있는 방법이라고 할 수 있다.

혈액순환이 촉진되는 반신욕의 효과가 지방의 연소를 촉진하고 여기에다 몸 안의 습과 담, 열을 제거하면서 체중을 조절해주는 한약재의 놀라운 치료작용이 더해지면서 그야말로 최고의 비만 해결 프로그램이 될 수 있다.

마행의감탕

마황 · 의이인 · 행인 · 감초 각각 30g.

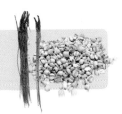

이상의 약재에 물 2ℓ를 붓고 30분간 끓여서 약 1300㎖ 정도의 약즙을 걸러낸다.

이렇게 만든 것을 욕조에 붓고 반신욕을 한다. 하루 1~2회 하되 시간은 20~30분 정도가 적당하다.

이 처방은 관절염이나 류마티스 관절염 등을 앓고 있는 비만한 사람이 활용하면 보다 효과적이다.

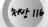

황련해독탕

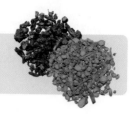

황련 · 황금 · 황백 각각 30g, 치자 20개.

이상의 약재에 물 2l를 붓고 20분간 끓여서 약 1300㎖ 정도의 약즙을 걸러낸다. 이렇게 만든 것을 욕조에 붓고 반신욕을 하면 된다.

이 처방은 몸의 화를 없애주고 해독하므로 열이 많고 화가 많은 비만 체질에 좋은 효과가 있다. 특히 고혈압이나 갱년기장애 증상을 동반한 비만환자가 응용하면 좋은 효과를 볼 수 있다.

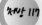

택사탕

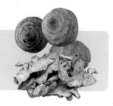

택사 · 백출 각각 60g.

이상의 약재에 물 2l를 붓고 20분간 끓여서 약 1300㎖ 정도의 약즙을 걸러낸다. 이렇게 만든 것을 욕조에 붓고 반신욕을 한다. 하루 2회 정도 하되 시간은 20~30분 정도가 적당하다.

이 처방은 비장을 튼튼하게 하고 몸의 습을 배출하여 살이 빠지게 하는 효능이 있다. 따라서 소위 말하는 물살 비만환자가 늘 활용하면 좋은 효과가 있다.

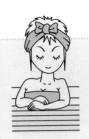

잡티없이 아름답다!
고운 피부 가꾸는 한약재 반신욕

예로부터 미인을 말하는 첫 번째 조건이 있다. 아름다운 피부다. 깨끗하고 윤기나는 피부는 아름다움을 가늠하는 중요한 척도가 된다.

흔히들 눈이 예쁘면 다 예쁘다거나 코가 반듯하면 얼굴의 균형이 잡혀 있다고들 하지만 이 또한 아름다운 피부가 전제된 후의 일이다. 아무리 이목구비가 뚜렷해도 피부가 곱지 않으면 그 아름다움은 빛을 잃고 만다.

그런 탓에 젊고 아름다운 피부를 소유하고자 하는 것은 모든 여성들이 한결같이 소망하는 일이나

그러나 맑고 깨끗한 피부를 갖기란 그리 쉬운 일이 아니다. 조금이라도 소홀히 하면 검버섯이나 주근깨 등 각종 피부 트러블이 나타나기 때문이다.

이럴 경우 가장 손쉽게 피부 고민을 해결할 수 있는 방법 중 하나가 바로 한약재 반신욕이다.

크고 작은 피부 트러블은 물론 아름답고 고운 피부로 가꿔주는 효과가 뛰어나기

때문이다.

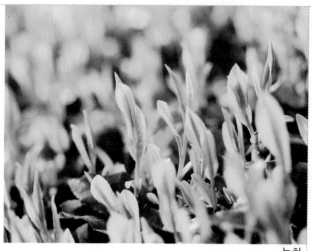

녹차

실제로 목욕을 하면 피부가 부드러워지고 혈액순환이 촉진되면서 미용에 좋은 효과를 나타내게 된다. 여기에다 피부를 아름답게 하는 약재의 효능이 추가되면서 한약재 반신욕의 효과는 더욱더 배가되는데 이때 활용하면 좋은 처방을 소개하면 다음과 같다.

처방 118

녹차탕

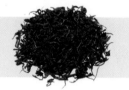

녹차잎 50g.

준비된 녹차잎에 물 1.3 l 를 붓고 20분간 끓여서 약 1300 ㎖ 정도의 약즙을 걸러낸다. 이렇게 만든 약즙을 욕조에 넣고 반신욕을 한다. 하루 1회 정도 하되 시간은 20~30분 정도가 적당하다.

이 처방은 가장 손쉽게 피부를 아름답게 할 수 있는 미용처방이기도 하다.

그동안의 연구 결과에 의하면 녹차에는 풍부한 광물질과 비타민, 타닌 성분이 함유돼 있어 피부 미용에 뛰어난 효과를 발휘하는 것으로 알려져 있다.

따라서 여드름이나 기미, 주근깨 등 각종 피부 트러블 때문에 고민스럽다면 평소 녹차탕 반신욕을 꾸준히 실천하면 좋은 효과를 얻을 수 있을 것이다.

어성초탕

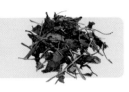

어성초 120g.

어성초에 물 2*l*를 붓고 20분간 끓여서 약 1300㎖ 정도의 약즙을 걸러낸다. 이렇게 만든 것을 욕조물에 넣고 반신욕을 한다. 하루 1~2회 하되 시간은 20~30분 정도가 적당하다.

이 처방은 피부 노화 억제에 뛰어난 효능이 있다. 어성초의 특별한 작용 때문이다. 그동안의 연구 결과 밝혀진 바에 의하면 어성초는 체내의 유해물질을 배출하고 위장 기능을 강화하며 혈액을 정화시키는 작용이 있는 것으로 알려져 있다.

특히 혈액 순환이 잘 되게 하고 체질까지 개선해주는 효능이 있어 피부 미용에 놀라운 효과를 발휘한다는 것이다.

따라서 평소 어성초 반신욕을 꾸준히 실천하면 아름답고 깨끗한 피부는 물론 피부 노화까지도 완화시킬 수 있다.

국화탕

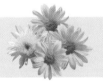

건조시킨 국화 20g.

국화에 물 2*l*를 붓고 20분간 끓여서 약 1300㎖ 정도의 약즙을 걸러낸다.

이렇게 걸러낸 즙을 욕조물에 붓고 반신욕을 하면 된다. 하루 1회 정도 하되 시간은 20~30분 정도가 적당하다.

이 처방은 피부에 수분을 보충하여 윤기를 더해주고 각질을 제거하는 효능이 있다. 또 땀샘과 피지선의 분비에도 유익하여 얼굴 부위의 혈액순환을 촉진하는 효과가 있다. 특히 피부의 탄력을 증강하여 피부가 빨리 노화되고 주름살이 생기는 것을 완화하는 작용을 하기도 한다.

만약 이 처방을 활용할 때 약재 달이는 것이 번거롭다면 국화를 면주머니에 넣은 뒤 욕조물에 띄워놓고 반신욕을 시행해도 된다.

당귀 천궁탕

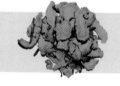

당귀 · 천궁 각각 60g.

이상의 약재에 물 2*l*를 붓고 20분간 끓여서 약 1300㎖ 정도의 약즙을 걸러낸다.

이렇게 만든 약즙을 욕조물에 넣고 반신욕을 한다. 하루 1회 정도 하되 시간은 20~30분 정도가 적당하다.

이 처방은 기미나 주근깨 등을 없애는 데 좋은 효과가 있다. ♣

반신욕 효과 2배

한약재
반신욕
30분

저자 / 김이현

1판 1쇄 인쇄 / 2004년 7월 25일
1판 2쇄 발행 / 2005년 1월 5일

발행처 / 건강다이제스트사
발행인 / 김 웅 익

통신능록 / 1990. 9. 9
등록번호 / 03 - 935호
주소 / 서울특별시 용산구 효창동 5-3호 대신 B/D(우편번호 140-896)
전화 / (02) 702 - 6333   팩시밀리 / (02) 702 - 6334

값 10,000 원
ISBN 89 - 7587 - 037 - 5 03510